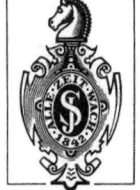

Aktuelle Aspekte der Tumor-Immunologie

Herausgegeben von
D. Urbanitz und H.-D. Haubeck

Mit Beiträgen von
D. Fritze, G. Gastl, H.-D. Haubeck, B. R. Kranz,
J. Mezger, C. Müller, M. Pfreundschuh, H.-J. Pielken,
H. Rühl, E. M. Schneider, I. Urasiński, I. Ziegler

Mit 39 Abbildungen und 29 Tabellen

Springer-Verlag
Berlin Heidelberg New York Tokyo

Professor Dr. D. Urbanitz
Medizinische Klinik der Universität Münster,
Abteilung Innere Medizin A,
Albert-Schweitzer-Str. 33, D-4400 Münster

Dr. H.-D. Haubeck
Lehrstuhl für Immunologie, Hygiene-Institut,
Universität Münster,
Domagkstr. 3, D-4400 Münster

CIP-Kurztitelaufnahme der Deutschen Bibliothek.
Aktuelle Aspekte der Tumor-Immunologie / hrsg. von D. Urbanitz u.
H.-D. Haubeck. Mit Beitr. von G. Gastl ... – Berlin ; Heidelberg ; New
York ; Tokyo : Springer, 1985.

ISBN 3-540-13924-9 Springer-Verlag Berlin Heidelberg New York Tokyo
ISBN 0-387-13924-9 Springer-Verlag New York Heidelberg Berlin Tokyo

NE: Urbanitz, Dieter [Hrsg.]; Gastl, G. [Mitverf.]

Das Werk ist urheberrechtlich geschützt. Die dadurch begründeten Rechte, insbesondere die der Übersetzung, des Nachdrucks, der Entnahme von Abbildungen, der Funksendung, der Wiedergabe auf photomechanischem oder ähnlichem Wege und der Speicherung in Datenverarbeitungsanlagen bleiben, auch bei nur auszugsweiser Verwertung, vorbehalten.

Die Vergütungsansprüche des § 54, Abs. 2 UrhG werden durch die „Verwertungsgesellschaft Wort", München, wahrgenommen.

© Springer-Verlag Berlin, Heidelberg 1985

Die Wiedergabe von Gebrauchsnamen, Handelsnamen, Warenbezeichnungen usw. in diesem Werk berechtigt auch ohne besondere Kennzeichnung nicht zu der Annahme, daß solche Namen im Sinne der Warenzeichen- und Markenschutz-Gesetzgebung als frei zu betrachten wären und daher von jedermann benutzt werden dürften.

Produkthaftung: Für Angaben über Dosierungsanweisungen und Applikationsformen kann vom Verlag keine Gewähr übernommen werden. Derartige Angaben müssen vom jeweiligen Anwender im Einzelfall anhand anderer Literaturstellen auf ihre Richtigkeit überprüft werden.

Fotosatz: Graphischer Betrieb Konrad Triltsch, Würzburg
Offsetdruck: Brüder Hartmann, Berlin
Bindearbeiten: Lüderitz & Bauer, Berlin
2127/3020-543210

Vorwort

Im Rahmen der 28. Jahrestagung der deutschen Gesellschaft für Haematologie und Onkologie im Herbst 1983 in Münster fand ein Symposion über Tumor-Immunologie statt. Eine Reihe von Arbeitsgruppen trug dabei aktuelle Ergebnisse von Untersuchungen vor, die sich schwerpunktmäßig mit Fragen der Wechselwirkung Tumor/Immunsystem, der Immun-Typisierung von Malignomzellen, sowie der Immuntherapie von Tumorerkrankungen befaßten.
Nicht zuletzt durch die zunehmende Verfügbarkeit monoklonaler Antikörper ist der klinische und/oder wissenschaftlich tätige Haematologe/Onkologe in vermehrtem Maße auch mit immunologischen Fragestellungen konfrontiert – wenn auch bisher meist nur im diagnostischen Bereich. Dieser Tatbestand ist Anlaß zur Publikation der Symposions-Beiträge in der vorliegenden Form.

Die Herausgeber

Liste der Beitragsautoren

U. Abel
Medizinische Universitätsklinik, Bergheimer Str. 58, D-6900 Heidelberg, FRG

H. Arnholt
Pathologisches Institut der Universität München, Thalkirchner Str. 36,
D-8000 München 2, FRG

R. Becher
Medizinische Universitätsklinik, Bergheimer Str. 58, D-6900 Heidelberg, FRG

K. J. Bross
Medizinische Klinik der Albert-Ludwigs-Universität, Hugstetter Str. 55,
D-7800 Freiburg, FRG

Th. Büchner
Medizinische Klinik der Universität Münster, Abteilung Innere Medizin A,
Albert-Schweitzer-Str. 33, D-4400 Münster, FRG

F. W. Busch
Immunology Laboratory, Medizinische Universitätsklinik, Otfried-Müller-Str. 10,
D-7400 Tübingen, FRG

P. Drings
Krankenhaus Rohrbach, Klinik für Thoraxerkrankungen der LVA Baden,
Amalienstr. 5, D-6900 Heidelberg-Rohrbach, FRG

L. Edler
Medizinische Universitätsklinik, Bergheimer Str. 58, D-6900 Heidelberg, FRG

I. Fiedorowicz-Fabrycy
Hämatologische Klinik der Pommerschen Medizinischen Akademie in Szczecin,
UL Czorsztywska 34/2, 71-162 Szczecin, Poland

M. Fink
Medizinische Klinik III, Klinikum Großhadern, Marchioninistr. 15,
D-8000 München 70, FRG

D. Fritze
Medizinische Universitätsklinik, Bergheimer Str. 58, D-6900 Heidelberg, FRG

G. Gastl
Universitätsklinik für Innere Medizin, Anichstr. 35, A-6020 Innsbruck, Austria

H.-D. Haubeck
Hygiene-Institut, Lehrstuhl für Immunologie, Universität Münster, Domagkstr. 3,
D-4400 Münster, FRG

F. Herrmann
Hämatologisch-Onkologische Abteilung, Klinikum Steglitz, Hindenburgdamm 30,
D-1000 Berlin 45, FRG

W. Hiddemann
Medizinische Klinik der Universität Münster, Abteilung Innere Medizin A,
Albert-Schweitzer-Str. 33, D-4400 Münster, FRG

B. Holzmann
Institut für Immunologie der Universität München, Schillerstr. 42,
D-8000 München 2, FRG

C. Huber
Universitätsklinik für Innere Medizin, Anichstr. 35, A-6020 Innsbruck, Austria

D. Huhn
III. Medizinische Klinik der Universität München, Klinikum Großhadern und
Institut für Hämatologie der GSF, Marchioninistr. 15, D-8000 München 70, FRG

H. J. Illiger
Medizinische Universitätsklinik, Bergheimer Str. 58, D-6900 Heidelberg, FRG

W. F. Jungi
Abteilung Onkologie, Medizinische Klinik, Kantonsspital St. Gallen,
Ch-9007 St. Gallen, Switzerland

P. Koch
Medizinische Universitätsklinik, Abteilung Innere Medizin A,
Albert-Schweitzer-Str. 33, D-4400 Münster, FRG

E. Kölsch
Hygiene-Institut, Lehrstuhl für Immunologie, Universität Münster, Domagkstr. 3,
D-4400 Münster, FRG

B. R. Kranz
Abteilung Immunologie, Institut für Hämatologie, GSF, Landwehrstr. 61,
D-8000 München 2, FRG

J. van de Loo
Medizinische Klinik der Universität Münster, Abteilung Innere Medizin A,
Albert-Schweitzer-Str. 33, D-4400 Münster, FRG

W. D. Ludwig
Hämatologisch-Onkologische Abteilung, Klinikum Steglitz, Hindenburgdamm 30,
D-1000 Berlin 45, FRG

C. Marth
Universitätsklinik für Frauenheilkunde Innsbruck, Anichstr. 35,
A-6020 Innsbruck, Austria

B. Massner
Medizinische Universitätsklinik, Bergheimer Str. 58, D-6900 Heidelberg, FRG

A. C. Mayr
Rudolf-Virchow-Krankenhaus, Augustenburger Platz 1, D-1000 Berlin 65, FRG

J. Mezger
III. Medizinische Klinik der Universität München, Klinikum Großhadern und Institut für Hämatologie der GSF, Marchioninistr. 15, D-8000 München 70, FRG

C. Müller
Medizinische Universitätsklinik, Otfried-Müller-Str. 10, D-7400 Tübingen, FRG

G. P. Pawelec
Immunology Laboratory, Medizinische Universitätsklinik, Otfried-Müller-Str. 10, D-7400 Tübingen, FRG

M. Pfreundschuh
Medizinische Universitätsklinik I, Josef-Stelzmann-Str. 9, D-5000 Köln 41, FRG

H.-J. Pielken
Medizinische Klinik der Universität Münster, Abteilung Innere Medizin A, Albert-Schweitzer-Str. 33, D-4400 Münster, FRG

W. Queißer
Medizinische Universitätsklinik, Bergheimer Str. 58, D-6900 Heidelberg, FRG

G. Riethmüller
Institut für Immunologie der Universität München, Schillerstr. 42, D-8000 München 2, FRG

H. Rühl
Hämatologisch-Onkologische Abteilung, Klinikum Steglitz, Hindenburgdamm 30, D-1000 Berlin 45, FGR

E. M. Schneider
Immunology Laboratory, Medizinische Universitätsklinik, Otfried-Müller-Str. 10, D-7400 Tübingen, FRG

H. J. Senn
Abteilung Onkologie, Medizinische Klinik, Kantonsspital St. Gallen, CH-9007 St. Gallen, Switzerland

G. Sieber
Hämatologisch-Onkologische Abteilung, Klinikum Steglitz, Hindenburgdamm 30, D-1000 Berlin 45, FRG

B. Sochacka-Kuzko
Hämatologische Klinik der Pommerschen Medizinischen Akademie in Szczecin, UL Czorsztywska 34/2, 71-162 Szczecin, Poland

H. Teichmann
Hämatologisch-Onkologische Abteilung, Klinikum Steglitz, Hindenburgdamm 30, D-1000 Berlin 45, FRG

E. Thiel
Gesellschaft für Strahlen- und Umweltforschung mbH, Institut für Hämatologie,
Abteilung Immunologie, Landwehrstr. 61, D-8000 München 2, FRG

S. Thierfelder
Gesellschaft für Strahlen- und Umweltforschung mbH, Institut für Hämatologie,
Abteilung Immunologie, Landwehrstr. 61, D-8000 München 2, FRG

I. Urasiński
Hämatologische Klinik der Pommerschen Medizinischen Akademie in Szczecin,
UL Czorsztywska 34/2, 71-162 Szczecin, Poland

D. Urbanitz
Medizinische Klinik der Universität Münster, Abteilung Innere Medizin A.
Albert-Schweitzer-Str. 33, D-4400 Münster, FRG

P. Wernet
Medizinische Klinik, Abteilung Innere Medizin II, Immunologisches Labor,
Otfried-Müller-Str. 10, D-7400 Tübingen, FRG

M. Westerhausen
Medizinische Universitätsklinik, Bergheimer Str. 58, D-6900 Heidelberg, FRG

J. Wiegele
I. Universitätsklinik für Chirurgie, Anichstr. 35, A-6020 Innsbruck, Austria

I. Ziegler
Institut für Toxikologie und Biochemie der Gesellschaft für Strahlen- und
Umweltforschung, Abteilung Zellchemie, D-8000 München 2, FRG

Inhaltsverzeichnis

Granulocyte Macrophage Colony Formation by Normal Bone Marrow is Suppressed by T Cell Clones with Natural Killer-Like Activity ... 1
E. M. Schneider, P. Wernet, G. P. Pawelec, F. W. Busch

Tumorspezifität und Lymphozyten-stimulierende Eigenschaften des Pteridinhaltigen sauren Alpha$_1$-Glykoproteins AGP$_M$ ... 13
I. Ziegler, M. Fink

LGL und natürliche Killerzell (NK)-Aktivität bei malignen und nicht-malignen Erkrankungen. Effekt von Polychemotherapie ... 25
G. Gastl, C. Marth, J. Wiegele, C. Huber

Störungen der B-Zelldifferenzierung in vitro bei Patienten mit lymphatischen Systemerkrankungen ... 31
H. Rühl, F. Herrmann, H. Teichmann, W. D. Ludwig, G. Sieber

Der Immunstatus bei Patienten mit Non-Hodgkin Lymphomen ... 41
I. Urasiński, B. Sochacka-Kuzko, I. Fiedorowicz-Fabrycy

Immunhistological Analysis of Myeloma Colony-Forming Units by a New Preservation Technique ... 47
C. Müller, F. W. Busch

Immunzytochemische Liquorzelluntersuchung auf Poly-L-Lysin-beschichteten Objektträgern ... 53
B. R. Kranz, E. Thiel, K. J. Bross, S. Thierfelder

Markierung epithelialer Tumorzellen in zytologischen Präparaten mit monoklonalen Antikörpern unter Verwendung einer verstärkten indirekten Immunperoxidasemethode ... 65
J. Mezger, B. Holzmann, H. Arnholdt, G. Riethmüller, D. Huhn

Immunstimulation mit Corynebacterium Parvum beim metastasierenden Mammakarzinom: Ergebnisse einer randomisierten multizentrischen Studie (11/77) ... 75
D. Fritze, W. Queißer, H. J. Illiger, R. Becher, H. J. Senn, A. C. Mayr, W. F. Jungi, P. Drings, M. Westerhausen, B. Massner, U. Abel, L. Edler

Immunotherapie mit allogeneischen Neuraminidase-behandelten viablen Blasten bei akuter myeloischer Leukämie: Therapeutische Daten ... 81
H.-J. Pielken, D. Urbanitz, Th. Büchner, P. Koch, W. Hiddemann, J. van de Loo

Die humorale Immunantwort gegen Oberflächenantigene autologer und allogener Leukämiezellen bei Patienten mit akuter Leukämie 87
M. Pfreundschuh

Möglichkeiten des Einsatzes zytotoxischer T-Zellen in der Immuntherapie von Tumoren 93
H.-D. Haubeck, E. Kölsch

Sachverzeichnis 101

Granulocyte Macrophage Colony Formation by Normal Bone Marrow is Suppressed by T Cell Clones with Natural Killer-like Activity *

E. M. Schneider, P. Wernet, G. P. Pawelec, and F. W. Busch

Abbreviations

BM	bone marrow	LCL	lymphoblastoid cell line
BM-T	T cell depleted bone marrow	LU	lytic units
CSA	colony stimulating activity	MLC	mixed lymphocyte culture
CFU-GM	colony forming unit-granulocyte/macrophage	MNC	mononuclear cells
		NK	natural killing
CTX	cytotoxicity	PBMC	peripheral blood mononuclear cells
EBV	Ebstein Barr virus		
IL2	Interleukin 2	γ-IFN	gamma-Interferon

Summary

Inhibitory activity mediated by T cell clones or soluble factors produced by such clones on granulocyte-macrophage colony (CFU-GM) formation in vitro has been investigated. T cell clones derived from primings: i) against autologous virus-infected B cells, ii) against HLA-class I or -class II disparate normal B cells, and iii) from antigen-activated in vivo primings, were cocultured with normal mononuclear bone marrow cells (BM) and T cell depleted bone marrow (BM-T). Suppression of CFU-GM formation to zero could be obtained by using 2 cloned cells per bone marrow cell or 12% of clone-derived culture supernatant. Three distinct patterns of inhibition could be distinguished: firstly, suppression by clones of T-cell depleted bone marrow as well as normal bone marrow with additional inhibitory effects of their soluble factors only on the non-separated marrow and not on BM-T; secondly, suppression of BM and BM-T by clones but not by their culture supernatants; and thirdly, inhibition only of non-separated bone marrow by either cloned cells or their supernatants. The latter effect was mediated solely via an inductive mechanism on OKT8 positive T cells to guide their maturation into suppressor effector cells and resulting in total abrogation of CFU-GM formation. None of the induction effects could be attributed to gamma-interferon (γ-IFN) production by these clones, since γ-IFN very strongly inhibited also T-cell depleted bone marrow. Furthermore, none of the observed suppressive effects apparently showed MHC-restriction, because MHC-compatibility between clones and bone marrow at various HLA-loci or total incompatibility did not significantly alter inhibition. Additionally, clones bearing either the OKT4 or OKT8 phenotype suppressed equally well and there was no obvious correlation to functions of the clones identified in other in vitro systems.

---

* Supported in part by the DFG Sonderforschungsbereich 120, Proj. A1, A2, C1, C2

Introduction

Myelopoesis generating functionally mature granulocytes and macrophages from the bone marrow is controlled by a number of promoting as well as inhibitory influences. The first group can be divided into colony stimulating activity (CSA), and microenvironmental influences. Negative regulatory influences may affect the production of CSA. In addition, negative feedback controls may act directly on granulocyte macrophage colony formation (CFU-GM). Amongst these, effects of monocytes through prostaglandin release have been described (Pelus et al. 1979) as well as direct monocyte contact (Spitzer et al. 1982). Furthermore, active suppression of hematopoesis by T lymphocytes has been observed in aplastic anemia (Bacigalupo et al. 1980; Bacigalupo et al. 1981; Gorski et al. 1979). In particular, activated T cells bearing receptors for IgG (Fcγ+) (Spitzer and Verma 1982; Podesta et al. 1982), have been reported strongly to suppress CFU-GM. In addition, impaired hematopoesis which cannot be explained by activation of Tγ cells as a result of immune complex interaction or through B cell activation seem to be associated with several disease states for example multiple cases of virus infections, leukemia, and following allogeneic bone marrow transplantation. Furthermore suppression of CFU-GM in vitro via allo-activated OKT8 positive T cells has been reported by Nakao et al. (1984) as well as suppression by a fraction of non-activated OKT8 positive T cells (Verma et al. 1983).

More detailed analysis was performed in the present paper by testing the inhibitory activity of a number of T cell clones derived from various in vitro and in vivo primings. The aim of the study was to evaluate whether a particular defined function or phenotype of an activated T cell population could predict its regulatory status for hematopoesis. The T cell clones covered a range of different in vitro functions and defined surface phenotypes. Additionally, the regulatory influence of autochthonus T cells on bone marrow cell maturation was assessed by testing the T cell clones and factors secreted by them in CFU-GM formation on non-separated and T-cell depleted marrow samples. Results imply a) that individual T cell clones may exert a non-restricted suppressor inducer effect on non-committed T cells to function as suppressor effectors, b) that they may function as direct suppressor effector cells or c) mediate their effect via soluble factors, produced during culture.

Materials and Methods

T Cell Clones and Clone-Derived Supernatant Factors

Activated T cells were derived from in vitro stimulation for 6 days in 10% prescreened human serum in RPMI 1640 (Gibco) with autologous EBV-transformed B cells (80 Gy irradiated) or against normal allogeneic peripheral blood mononuclear cells (PBMC) (20 Gy irradiated) which were either incompatible at HLA-class I loci or at HLA-class II loci. T cells blasts were cloned by limiting dilution and pooled PBMC as filler cells as described (Pawelec et al. 1982) or on autologous EBV-transformed B cells in Lymphokult-T (crude IL2-containing supernatant, Biotest, FRG) or in Lymphokult-TLF (partially purified IL2, lectin and interferon-free, Biotest, FRG). Culture supernatants of the clones were harvested 5 days after the last subculture where cells were at a density of 5–8 × 10⁵ T cells blasts per ml. In vivo activated clones were derived from a meningitis patient by direct cloning of the lymphoid population from centrifuged cerebrospinal fluid; and from peripheral blood of a BM-transplant patient during graft rejection.

Clones were tested for various in vitro functions, including alloproliferative capacity suppressor inducer and suppressor effector function for mixed lymphocyte responses (MLC) and suppression of PWM induced Ig-synthesis of normal B-cells, as described (Falcioni et al. 1985 in press), and for NK-like and allospecific cytotoxicity on different target cell lines in standard 51chromium release assays as described (Pawelec et al. 1982). Surface marker phenotyping was performed using standard indirect immunofluorescence as described (Pawelec et al. 1982). The γ-IFN preparation was generously supplied by Dr. Schwulera (Biotest, FRG), which had been fractionated from supernatants of pooled peripheral lymphocytes activated with PHA.

CFU-GM Formation by MNC and T Cell Depleted Bone Marrow

Human bone marrow was obtained from normal healthy volunteers by iliac crest aspiration and mononuclear cells (MNC) were isolated by Percoll-gradient centrifugation (d = 1,070 g/ml) according to Olofsen et al. (1980). In selected experiments MNC were depleted from T-cells by AET-rosetting with sheep red blood cells; treatment with Lyt3 monoclonal antibody plus complement, or panning on goat anti-mouse IgG coated plastic petri dishes (Wysocki and Sato 1978). Rerosetting or staining of the depleted MNC with T cell-specific monoclonal antibodies and FACS analysis verified depletion of more than 90% of the T cells by the applied separation techniques. A single cell suspension of 1×10^5 MNC was resuspended in 1 ml IMDEM (Gibco), 20% prescreened FCS (Gibco), 0.6 mM alpha-monothioglycerol (Sigma), 0.8% methylcellulose (Fluka) and 10% placenta-conditioned medium as a source of colony stimulating activity (CSA) according to the method of Burgess et al. (1977) and plated in 35 mm petri dishes. Colonies – consisting of more than 38 cells – were counted after 7–10 day incubation at 37 °C and 5% CO_2.

The effect of culture supernatants derived from T cell clones was evaluated by substitution of 25% or more IMDEM for the supernatants in the assay.

Cloned T cells were tested by adding them in a 0.5% agar feederlayer with 2×10^5, 1×10^5, and 5×10^4 cloned cells, respectively. In this system CFU-GM were grown in an 0.3% upper agar layer.

Results

CFU-GM Formation Before and After T Cell Depletion

Lyt3 positive T cells present in the isolated bone marrow samples did not critically influence CFU-GM formation under experimental conditions used here. This was shown by comparing bone marrow depleted of T cells using either sheep red blood cell rosetting methods, antibody plus complement treatment or a panning technique on anti-mouse IgG coated plastic surfaces. Figure 1 shows the percent colonies formed by the T-cell depleted bone marrow (BM-T) samples: Rosetting and anti-

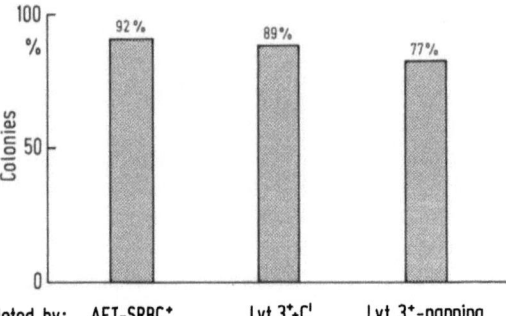

Fig. 1. CFU-GM formation of normal bone marrow after depletion of T cells by AET-rosetting, treatment with Lyt3 and complement or panning on anti-mouse IgG coated plastic petri dishes. Values indicate percent of non-separated bone marrow and are median results of 3 independent experiments

Table 1. T cell clones derived from in vitro priming of normal PBMC against autologous EBV-transformed B cells (B-LCL) were tested on one HLA-incompatible bone marrow (BM) and on the sample after T cell depletion (BM-Lyt3+). Results were compared with the activity of the clones' culture supernatant (T-clone spnt). Values are indicated in percent colony growth. NK-like cytotoxicity is expressed in lytic units (LU) and surface marker phenotypes were as indicated on 100% of the clone population

Clone	SM	NK-Activity (LU) K562	% Growth of CFU-GM			
			BM	BM-Lyt3+	BM	BM-Lyt3+
			+T clone		+T clone spnt	
C45-2L	T8, M1	290	20	38	0	95
C45-3L	T8	325	0	0	90	100
C45-4L	T8	0	100	100	95	97
C45-5L	T4	0	nt	nt	86	100
C45-6L	T4	16	86	98	88	100
C45-9L	T8	4052	4	nt	0	91

body plus complement treatment do not impair colony formation whereas panning reduced the amount of colonies formed by about 23% (Fig. 1). The latter result may be explained by non-specific depletion of helper or even marrow precursor populations by adherence on plastic. For further experiments Lyt3 positive T cells were depleted by either rosetting or antibody plus complement treatment.

Influence of T Cell Clones from Virus-Primed Donors on CFU-GM

In a first set of experiments T cell clones derived from in vitro priming of normal peripheral blood mononuclear cells (PBMC) against autologous EBV-transformed B cells (B-LcL) were employed. This priming system gives rise to the following functionally distinct T cell populations (Fig. 2): 1. auto-proliferative T cells, 2. cytotoxic T cells against autologous B-LcL (i.e. EBV- and MHC-antigen restricted), 3. cyto-

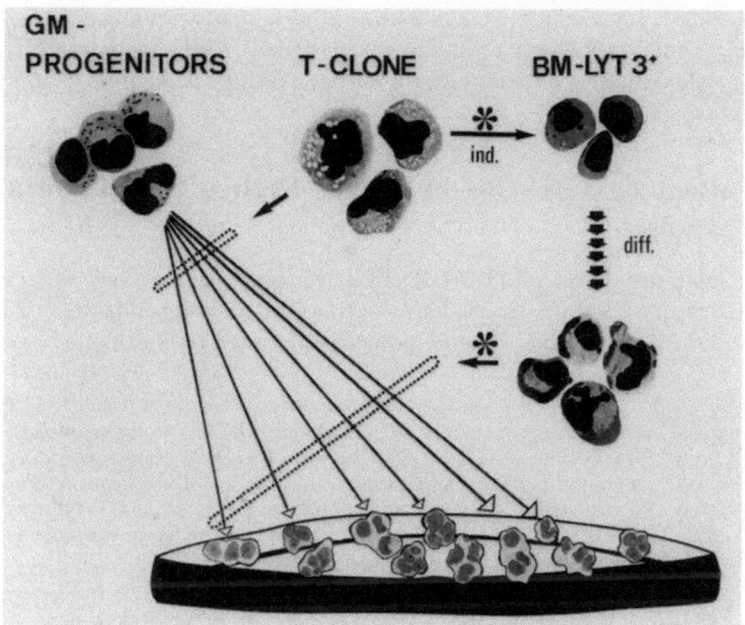

Fig. 2. T cell clones either inhibit CFU-GM formation directly by interacting with granulocyte/macrophage progenitors (arrow) or inhibit via induction of bone marrow derived T cells to differentiate into suppressor effector cells

toxic T cells specific for a range MHC-different EBV-transformed B cell lines, and 4. T cells manifesting NK-like cytotoxicity on various leukemic target cells with as yet unknown target antigen(s). Clones displaying functionally stable and extended growth characteristics in partially purified IL 2 (ppIL 2) were chosen for testing. Table 1 shows influences of 6 clones on CFU-GM formation including the effect of soluble factors produced by these clones during culture in IL2. Two types of inhibitory activity could be distinguished: firstly, one clone strongly inhibiting colony formation in the non-separated BM as well as in BM-T but with no effect mediated by its culture supernatant (3L); and secondly, clones also suppressing the non-separated and depleted bone marrow with an additional strong suppressive activity of their culture supernatants, although the latter inhibited only the non-separated bone marrow (2L and 9L). A third type of clone had no effect on CFU-GM formation (4L and 6L). T cells derived from clone 5L were not available for such experiments. None of these effects were apparently MHC-restricted since bone marrow samples from different healthy donors either sharing several HLA-antigens with these clones or being completely mismatched were equally inhibitory (data not shown). Furthermore no obvious correlation could be seen between the surface phenotypes of the clones and their inhibitory or non-inhibitory activity. Thus, for eg. OKT8 positive clone 4L had no suppressive influence whereas OKT4 positive clone 6L was highly suppressive. However, high to intermediate NK-like cytotoxicity was observed in all clones with CFU-GM inhibition (2L, 3L, 9L). Although direct cytotoxic activity of these clones as well as their culture supernatants on bone marrow populations as well as on various hematopoetic precursor lines such as HL60, KM3, and Reh could not be detected, cytotoxicity to a quantitatively minor precursor population cannot be ruled out (data not shown).

Inhibitory Pattern on CFU-GM of Clones Derived from in vitro and in vivo Primings

In Table 2 the inhibitory effect of 17 T cell clones (including those displayed in Table 1) are summarized; values are median results of 2 to 3 independent experiments, if not indicated differently. The first group, represented by 4 clones, shows

Table 2. Clones derived from in vitro primings against autologous B-LCL (C45-series), against HLA-class II antigens (C23-, C33-, C68-series), against HLA-class I (C74-series) and clones derived from a tuberculoid meningitis patient (Dunkl-series) and from a BM transplant patient during graft rejection (CL-series) were tested for their inhibitory activity on CFU-GM formation. According to the effect of the cloned cells themselves and the clone-derived supernatants (spnts) four functionally distinct types were distinguishable

Clone	BM	BM-Lyt3+	BM	BM-Lyt3+	Function	SM
	T clone		T clone supernatant			
Type 1						
C45-2L	0	0	0	95	NK	OKT8, OKM1
C45-9L	0	nt	0	91	NK	OKT8
C44-12	13	43	0	97	NK	OKT4, FcR+
Dunkl "5"	0	0	0	93	SC	OKT4
Type 2						
C45-3L	0	0	90	100	NK	OKT8
C44-9	0	nt	97	95	SCind	OKT4
C33-1	0	nt	94	nt	SC	OKT4
C23-9	0	0	100	100	Ig-SC	OKT4
C68-43	0	0	100	100	SC	OKT4
Type 3						
C45-4L	100	100	95	97	SC	OKT4
C45-6L	85	98	87	101	NK	OKT4
C44-3	76	nt	nt	nt	allo-CTX	OKT4
Dunkl "13"	100	nt	100	nt	SC	OKT4
CL10	100	100	nt	nt	NK	OKT8
CL11	100	100	nt	nt	allo-CTX	OKT8
Type 4						
C74-21	0	100	0	87	SC	OKT4
C74-21A	0	100	0	92	SC	OKT4
γ-IFN 100IU/ml	–	–	58	19	–	–

inhibition on non-separated and Lyt3-depleted bone marrow. The clones' soluble factors suppress only the non-separated bone marrow samples. Nonetheless, this group consists of a heterogeneous collection of clones derived from primings against autologous EBV-transformed B cells (C 45-series), one clone derived from anti HLA-class II stimulation (C 44-series) and one clone derived from the cerebrospinal fluid of a tuberculoid menigitis patient (Dunkl-series); the latter thus represents an in vivo primed cell.

In the second group of clones, suppression solely by the cloned cells themselves and with no effect of their culture supernatants is observed. Again this group contains clones with a "helper" phenotype (OKT4+) as well as "suppressor/cytotoxic" phenotype (OKT8+) originating from anti-virus and allogeneic primings in vitro (33- and 44-series).

The third group is comprised of 6 clones, which apparently lacked CFU-GM suppression, even though suppression was well documented in MLC (C45-4L, -6L; Dunkl "13", CL10). C44-3 specifically lysed HLA-DR5 positive B-cells in the 51 chromium-release assay (data not shown), but even this clone only marginally inhibited CFU-GM by DR5 positive bone marrow donors. Two other clones stem from peripheral blood of a BM-transplant patient during graft rejection (CL10, CL11) and were non inhibitory.

In the fourth group the two clones C74-21A and C74-21, derived from an anti HLA-class I priming are shown, which suppress only the non-separated bone marrow. Complete inhibition was obtained by cloned cells and their culture supernatant. For comparison the effect of a gamma-interferon preparation (γ-IFN) is included. Suppression by γ-IFN was apparently higher in the presence of bone marrow T cells.

Induction of Suppressor Activity by T Cell Clones and their Soluble Factors

The effect of clones C74-21A and C74-21 as well as their factors secreted into the culture supernatant was apparently dependent on the presence of T cells in the bone marrow. Thus in further experiments T cell depleted bone marrow was reconstituted with T cells isolated from peripheral blood of the bone marrow donor, and the effect of such clones tested. Table 3 shows that nonseparated T cells completely restored the suppressive activity of the clones, when added in the same amount as bone marrow cells (Table 3 BM-Lyt3; 10% PB/T). Serial dilution of the reconstituted T cells resulted in less inhibition. The inhibitory effect was much more drastically affected, if OKT8-depleted T cell populations were used for reconstitution of BM-Lyt3: Thus addition of OKT8-depleted peripheral T cells resulted in more than about 75% colony formation, whereas the corresponding result with non-separated peripheral T cells gave about 20% growth (Table 3). Again, increasing the amount of OKT8 depleted T cells to 100% reconstitution resulted in higher inhibition and these values correlated with the effect of 10% reconstitution with non-separated T cells. Results obtained between C74-21A and C74-21 are very similar although in other in vitro systems, such as primary and secondary MLC the clones differ, in that C74-21A displays alloreactivity in addition to suppressor function.

Table 3. The effect of clones C74-21A and C74-21 was tested on CFU-GM formation of normal (BM) and T cell depleted bone marrow (BM-T). Additionally, T cells were reconstituted with Lyt3 positive T cells isolated from peripheral blood (PB/T) either as a non-separated population or with OKT8 positive cells depleted from PB/T (PB/T-OKT8). Reconstituted T cells were added in serial dilution with 100% accounting for equal amounts of T cells and bone marrow cells in the test system

	Cultured cells			Number of CFU-GM Colonies		
BM	102	105	110	102	105	110
BM-Lyt3	99	101	107	99	101	107
	+C74-21A			+C74-21		
BM	0	0	0	0	0	0
BM-Lyt3	96	97	100	100	99	100
BM-Lyt3 + 10% PB/T	45	43	36	nt	nt	nt
BM-Lyt3 + 50% PB/T	16	18	21	20	19	17
BM-Lyt3 + 100% PB/T	0	0	0	nt	nt	nt
BM-Lyt3 + 50% PB/T-OKT8	80	76	71	74	76	79
BM-Lyt3 + 100% PB/T-OKT8	42	45	39	nt	nt	nt

Discussion

The present study has been performed to examine the influence of activated T cell populations on CFU-GM formation by normal bone marrow employing functionally distinct T cell clones. Whereas bone marrow derived T cells, identified by the E-receptor antigen (Lyt3+) have no direct negative influence on CFU-GM under the experimental conditions applied here (Fig. 1) activated T cell clones derived from an anti-EBV-priming in vitro can completely inhibit myelopoesis (Table 1). This type of inhibition was apparently MHC non-restricted and correlated with moderate to strong NK-like activity of the T cell clones. No absolute correlation could be drawn from the surface phenotype of the clones. Since OKT4+, as well as OKT8+ clones were identified with no influence on CFU-GM. Assuming that NK cells constitute a first line of defense against viral infection, in vivo activation and propagation of NK cells from precursor pools in the bone marrow and other lymphoid tissues may make up a preferred response compared to a strong generative phase of granulocytes and macrophages, which possesses greater physiological relevance in states of active bacterial infection, which may later complicate viral infection. Such considerations, although of teleological nature may explain data reported by Spitzer and Verma (1982) on the CFU-GM inhibition by Fcγ-receptor positive lymphocytes, which also belong to the phenotypically heterogeneous natural killer population (Schneider et al. 1984). Even though our data suggest that CFU-GM inhibition may occur via soluble factor(s) produced by T cell clones during culture in Interleukin 2, there is no evidence for ascribing γ-IFN the role of a potent inhibitor, since a γ-IFN preparation isolated from activated T cells gave a different inhibitory pattern than clone-derived supernatants, (like C45-2L and C45-9L, Table

1) in that the former more strongly suppressed the non-separated bone marrow than the T cell depleted BM (Table 2). The fact that activated T cell clones required BM-derived – apparently not directly-committed T cells – to manifest inhibition is not insignificant in terms of an additional regulatory element and a possible long range effect in vivo. Initial data emerging from the effects of activated T cell clones derived from the priming of peripheral T cells to autologous EBV-transformed B cells suggest that their regulatory effect on CFU-GM does not absolutely correlate to the T cell phenotype as suggested by studies of Nakao et al. (1984) who reported an absolute correlation of CFU-GM inhibition via OKT8 positive T cells activated in an in vitro MLC, as well as data from Verma et al. (1983) implying the suppressive effect of OKT8 positive cells for the production of CSA as well as direct inhibition of colony formation. The use of individually characterized T cell clones in the present study, however, allowed a more detailed analysis of CFU-GM suppression via T cells. Table 2 summarizes data on T cell clones derived from i) anti-virus and ii) allogeneic primings in vitro and from in vivo primings of a iii) tuberculoid meningitis and iv) T cell effectors during allogeneic graft rejection after bone marrow transplantation. According to the clones differential inhibitory effect three types of inhibition were distinguished (Table 2): type 1 clones, suppressing CFU-GM of normal and T-cell depleted bone marrow and displaying an additional inhibitory effect via soluble factor(s), however, solely on the non-separated marrow. Thus this type of suppression can be explained by an inductive signal of either the clones or their factor(s) to the BM-derived T cells to manifest CFU-GM inhibition and a direct effect on non-T-MNC to cause inhibition of myeloid proliferation and differentiation. The latter effect may be explained by either total abrogation of autologous CSA elaboration as described by Verma et al. (1983) or is due to the induction of monocyte derived suppressive factors. Acidic isoferritins represent the major candidates for this type of inhibition (Broxmeyer 1981). A similar effect may be brought about by monocyte-derived prostaglandins; this, however, has been ruled out as a possible suppressive mechanism of the T cell clones, since inhibition remained unchanged in the presence of indomethacin (data not shown). Type 2 clones suppressed CFU-GM solely via the cloned T cells themselves and they apparently lacked the production of suppressor T cell inductive factors, which had been identified in type 1 clones and occurred without additional stimuli during IL2 culture, since culture conditions of the different T cell clones were the same throughout. Type 3 clones had no suppressive effect on CFU-GM at all, although some clones (f.e. C45- 4L, C45-6L, Dunkl"13" and CL10) displayed suppressive activity in non-related MLC combinations and/or NK-like activity similar to type 1 or 2 clones (Table 2). Type 4 clones seemed to manifest their suppressive function solely via induction of BM-derived T cells. This type of clone offered the possibility to investigate a distinct effect. Subsequent reconstitution experiments using phenotypically distinct populations from peripheral blood were performed. Data presented in Table 3 show that BM derived T cells – essential for the clones C74-21 and C74-21A – to act as CFU-GM suppressors can be substituted by Lyt3 + T cells isolated from autologous peripheral blood mononuclear cells. Furthermore, depletion of OKT8+ T cells from this PBMC population again resulted in abrogation of the clone-specific suppressor effect. The slight suppression, still measurable after OKT8 depletion, may be explained by incomplete elimination of OKT8 positive T cells since an additional but low level effect on still another lymphocyte popu-

lation exhibited by a monoclonal T cell population seemed to be unlikely. Even though clones C74-21 and C74- 21A displayed different suppressive activities in primary and secondary MLC, the two clones were indistinguishable in their inhibitory pattern for CFU-GM. Interestingly, these data imply, that suppressor induction for CFU-GM can occur via specific interaction between OKT4 and OKT8 positive lymphocyte subsets apart from any classical MHC-restriction.

Thus, for reasons of as yet insufficiently studied inductive activities in the T cell network a simple identification of the direct effector function must remain object of future studies. In addition to functions directly related to the stimulatory signal that led to the T cell's activation in vivo or in vitro, individual T cells display additional functions on other elements of the T cell repertoire, some of which result in tertiary effects of hematopoesis. In conclusion, granulocyte macrophage colony formation from normal bone marrow impaired by activated T cells may result from direct interference with CFU-GM progenitor cells or may involve T-T inductive mechanisms as schematically shown in Fig. 2; the latter effect can be brought about by the cloned T cell itself as well as by soluble factor(s) produced during T cell culture in vitro. Further studies following up this experimental design may provide diagnostic progress for distinct clinical situations involving hematopoesis and will furthermore open a field of specific therapy with immunological modulators.

Acknowledgments

The excellent technical assistance of Mss. A. Geiger, E. Müller and K. Katrilaka is gratefully acknowledged.

References

Bacigalupo A, Podesta M, Mingari CM, Moretta L, Van Lint MT, Marmont A (1980) Immune suppression of hematopoesis in aplastic anemia. Activity of T lymphocytes. J Immunol 125:1449–1453

Bacigalupo A, Podesta M, Van Lint MT, et al. (1981) Severe aplastic anemia: correlation of in vitro tests with clinical response to immunosuppression in 20 patients. Br J Hematol 47:423–432

Burgess AW, Wilson EMA, Metcalf D (1977) Stimulation by human placenta conditioned medium of hematopoetic colony formation by human marrow cells. Blood 49:573–583

Broxmeyer HE (1981) The association between IA-antigens and regulation of myelopoesis in vitro by iron-binding proteins. In: Yohn DS, and Blakeslee, JR (eds) Advances in comparative leukemia research. Elsevier North Holland, Inc., p 81–86)

Falcioni F, Pawelec G, Brattig N, Schneider EM, Berg P, Wernet P (1985) Functionally distinct human T cell clones mediating suppression of IgG secretion, Immunology, in press

Gorski A, Rowinska D, Skopinska E, Orlowski T (1979) Circulating suppressor cells in aplastic anemia. Vox Sang 36:356–362

Nakao S, Harada M, Kondo K, Okada K, Ueda M, Matsue K, Mori T, Hattori K-I (1984) Effect of activated lymphocytes on the regulation of hematopoiesis: suppression of in vitro granulopoiesis by OKT8+ Ia+ T cells induced by alloantigen stimulation. J Immunol 132:160–164

Olofsen T, Gärtner I, Olofsen I (1980) Separation of human bone marrow cells in density gradients of polyvinylpyrrolidone coated silica gel (Percoll). Scand J Haematol 24:254–262

Pawelec G, Kahle P, Wernet P (1982) Specificity spectrum and cell surface markers of mono- and multifunctional mixed leukocyte culture-derived T cell clones in man. Eur J Immunol 12:604–615

Pelus LM, Broxmeyer HE, Kurland JI, Morre MAS (1979) Regulation of macrophage and granulocyte proliferation. J Exp Med 150:277–292

Podesta M, Frassoni F, Van Lint MT, Piaggio G, Marmont A, Bacigalupo A (1982) Generation of CFUc suppressor T cells in vitro. II Effect of PHA, PWM and Con A on bone marrow and peripheral blood lymphocytes from healthy donors. Exp Hematol 10:256–262

Schneider EM, Pawelec GP, Shi LR, Wernet P (1984) A novel type of human natural killer-like T cell clone divorced from large granular lymphocyte morphology. J Immunol 133:173–179

Spitzer G, Verma DS (1982) Cells with Fcγ receptors from normal donors suppress granulocyte macrophage colony formation. Blood 60:758–766

Spitzer G, Verma DS, Beran M, Zander AR, Dicki KA, McCredie KB (1982) Human adherent cell contact mediated modulation of myeloid colony formation. J Natl Cancer Inst 68:36–42

Verma DS, Johnston DA, McCredie KB (1983) Evidence for the separate human T-lymphocyte subpopulations that collaborate with autologous monocyte/macrophages in the elaboration of colony stimulating activity and those that suppress this collaboration. Blood 62:1088–1099

Wysocki LJ, Sato VL (1978) "Panning" for lymphocytes: A method for cell selection. PNAS 75:2844–2848

Tumorspezifität und Lymphozyten-Stimulierende Eigenschaften des Pteridinhaltigen Sauren Alpha$_1$-Glykoproteins AGP$_M$

I. Ziegler und M. Fink

Zusammenfassung

In einer früheren Arbeit konnte gezeigt werden, daß gepooltes Blut von Patienten mit malignen Erkrankungen eine pteridinhaltige Variante des sauren Alpha$_1$-Glykoproteins (AGP$_M$) enthält (Ziegler et al. 1982). Klinische Untersuchungen hatten erhöhte Konzentrationen von Gesamt-AGP$_M$ sowohl bei malignen als auch bei entzündlichen Erkrankungen ergeben (Fink et al. 1982).

Die vorliegenden Untersuchungen zeigen, daß für alle 16 Blutproben von Patienten mit malignen Erkrankungen ein erhöhter, wenn auch variabler Pteridin-Gehalt des AGP$_M$ charakteristisch ist; dieser Pteridin-Gehalt des isolierten AGP$_M$ wird durch das Verhältnis der Absorption bei 400 nm/280 nm angezeigt. Bei allen malignen Erkrankungen war dieses Verhältnis größer als 0,1, in den 6 Kontrollen von Patienten mit entzündlichen Erkrankungen dagegen kleiner als 0,1. Während die bei der Elektrofokussierung auftretenden mikroheterogenen Banden des normalen AGP einen pI-Wert von 3.4 nicht überschritten, korrelierte der über pH 3,4 fokussierende Anteil mit dem Pteridin-Gehalt von AGP$_M$; er kann deshalb als tumorspezifischer Anteil des AGP$_M$ bezeichnet werden. In Korrelation mit dem Pteridin-Gehalt treten außerdem polymere Formen auf, die beim normalen AGP nicht vorliegen.

Im Gegensatz zum normalen AGP ist AGP$_M$ in der Lage, Lymphozyten zu stimulieren.

Einleitung

In früheren Arbeiten wurde die Isolierung einer Pteridin-haltigen Variante des sauren Alpha$_1$-Glykoproteins (AGP$_M$) aus gepoolten Blutproben von Patienten mit malignen Erkrankungen beschrieben; AGP$_M$ wurde im Überstand von Blutextrakt nach Behandlung mit Digitonin und anschließender Alkohol- und Trichloressigsäure-Präzipitation selektiv angereichert. In Kontrollen wurde weniger als 1% des gesamten AGP in dieser „Fraktion b" gefunden (Ziegler et al. 1982). AGP$_M$ hat gegenüber dem normalen sauren Alpha$_1$-Glykoprotein (AGP) folgende Besonderheiten:
- Es besitzt eine chromophore Gruppe mit den charakteristischen Eigenschaften eines Pteridins.
- Die chromophore Gruppe wird von dem Sialsäure-Anteil des Glykoproteins protoniert; daher zeigen seine mikroheterogenen Banden eine weniger negative Ladung als AGP.

- Es existiert teilweise in einer polymeren Form, wobei die Vernetzung wahrscheinlich über das Chromophor zustande kommt.
- Seine Absorptionsbanden sowie die Daten der optischen Rotationsdispersion weisen auf Unterschiede in der Sekundärstruktur hin.

Diese Daten wurden durch eine chemische Analyse von AGP_M und durch Modellreaktionen erhalten, in denen die Interaktionen zwischen AGP und AGP_M einerseits und C^{14}-markierten Pterinen andererseits untersucht wurden (Ziegler et al. 1983). Chemische und klinische Aspekte ergaben übereinstimmende Charakteristika mit dem „abnormal orosomucoid", das Rudman 1971 beschrieben hatte.

Die Konzentrationen von AGP_M im Blut von Tumorpatienten wurden mit einer indirekten Methode über den Glykoprotein-Anteil in „Fraktion b" gemessen. Die Werte von AGP_M korrelierten mit der Ausdehnung der malignen Erkrankung und waren bei Leukämien besonders hoch. AGP_M zeigte jedoch wie das normale AGP Eigenschaften eines Akut-Phasen-Proteins (Cooper u. Stone 1979), was seine Anwendbarkeit als Tumormarker einschränkte (Fink et al. 1982). Bei weiteren Untersuchungen konnte jedoch festgestellt werden, daß bei verschiedenen Patienten nicht nur die Konzentration von AGP_M, sondern auch dessen Chromophorgehalt unterschiedlich waren. Somit ergab sich ein erneuter Ansatz für die Entwicklung eines Tumormarkers, was uns zu weiteren Untersuchungen veranlaßte. Eine kurze Zusammenfassung der nachfolgenden Resultate wurde bereits gegeben (Ziegler u. Fink 1983).

Material und Methode

Messung des Glykoproteins und Chromophors

Die colorimetrische Bestimmung von proteingebundenem Tyrosin in „Fraktion b" und die Berechnung der entsprechenden AGP_M-Konzentrationen aus der jeweiligen Tyrosin-Menge sind ausführlich an anderer Stelle beschrieben (Ziegler et al. 1982). AGP_M wurde für die Untersuchungen aus individuellen statt aus gepoolten Blutproben gewonnen. Das Ausgangsvolumen betrug 4–10 ml Citratblut. Der Proteingehalt der Isolate wurde mit Hilfe der Coomassie Farbstoff-Bindungsreaktion im Bio-Rad-System bestimmt (Bradford 1976; siehe Ziegler et al. 1982) und die Glykoproteinmenge auf der Basis eines 45prozentigen Kohlehydratgehaltes berechnet (Schmid 1975). Die lyophilisierten Produkte wurden in bidestilliertem H_2O gelöst und Aliquots für die entsprechenden Versuche entnommen.

Die Polyacrylamidgel-Elektrophorese wurde im vertikalen LKB 2001 Elektrophorese-Apparat durchgeführt. Die Geldicke betrug 1,5 mm. Für die Trennung wurde jeweils 60 µg Glycoprotein in 50 µl H_2O appliziert. Die Elektrofokussierung und die Aufnahme der Absorptionsspektra wurden wir früher beschrieben durchgeführt (Ziegler et al. 1982).

Lymphozytenkultur und Messung der Stimulation durch AGP_M

Die Milz von männlichen Inzucht-Mäusen (Stamm 101, Neuherberg, Alter 7–9 Wochen) wurde in Stücke geschnitten und aseptisch durch ein feines Draht-Sieb gedrückt. Die weitere Aufarbeitung erfolgte wie von Ling 1975 beschrieben.

Menschliche mononukleäre Zellen wurden durch Ficoll-Hypaque-Zentrifugation gewonnen. Die Zellen wurden in RPMI 1640-Medium suspendiert, dem L-Glutamin (2 mM), $NaHCO_3$ (0,2%), 2-Mercaptoäthanol (0,1 mM), Penicillin (100 IU/ml) und Streptomycin (100 µg/ml) beigefügt waren. Der Gehalt an fetalem Kälberserum ist an entsprechender Stelle jeweils angeführt. Die Messungen wurden in Mikrotest-Platten durchgeführt; das Volumen jeder Probe war 0,2 ml. Es bestand aus 0,1 ml Medium und AGP bzw. AGP_M und 0,1 ml Zellsuspension. Die anfängliche Zelldichte betrug stets $7,5 \times 10^5$/ml. Nach einer Inkubationszeit von 68 Stunden bei 37 °C in 5% CO_2 wurde zu jeder Probe 1 µCi 6-^{3}H Thymidin (0,4 Ci/mmol) in 20 µl Medium zugegeben und die Inkubation 2 Stunden weitergeführt. Anschließend wurden die Zellen halbautomatisch (Flow Titertek Microharvester) geerntet und die Aufnahme von ^{3}H-TdR im Flüssig-Szintillationszähler gemessen. Als Aktivierungsrate wurde die Differenz zwischen der Aufnahme von ^{3}H-Thymidin von stimulierten und unstimulierten Lymphozyten bezeichnet.

Ergebnisse

Gesamt-AGP_M

Tabelle 1 enthält die klinischen Daten von 16 Patienten mit malignen Erkrankungen und von 6 Patienten mit schweren entzündlichen Erkrankungen sowie die jeweiligen Konzentrationen von AGP_M im Blut. Bei einer Patientin lag nach den üblichen klinischen Kriterien eine Präleukämie vor; diese Patientin hatte einen außerordentlich niedrigen AGP_M-Spiegel (Blutprobe Nr. 28).

AGP_M wurde individuell aus diesen 22 Blutproben isoliert. Fehlende Probennummern in Tabelle 1 ergeben sich entweder aus parallelen Isolationen, aus zu geringen Probenmengen oder aus unvorhergesehenen Verlusten. Parallel durchgeführte Isolierungen zeigten identische chemische Charakteristika des Produktes. Dieses bestätigt, daß das Isolierungs-Verfahren zuverlässig und reproduzierbar ist.

AGP_M besteht zu etwa 70% aus einer Con-A-reaktiven und zu etwa 30% aus einer Con-A-nichtreaktiven Fraktion. Die Gesamtmenge von isoliertem AGP_M variierte in Abhängigkeit vom Volumen der Blutproben und der AGP_M-Konzentration zwischen 190 und 2100 µg.

Chromophor-Gehalt von AGP_M

Die chromophore Gruppe und somit der Pteridin-Gehalt von AGP_M wird durch ein Absorptionsmaximum bei 400 nm angezeigt. In früheren Untersuchungen mit gepooltem Blut von Tumorpatienten betrug die Absorption bei 400 nm im Durchschnitt 25% derjenigen bei 280 nm (Ziegler et al. 1982). Der bei den jetzigen, individuellen Untersuchungen gefundene Variationsbereich ist in Abb. 1 und Abb. 2 dargestellt.

Im Blut von gesunden Kontrollpersonen ist AGP_M nur in kleinen Mengen nachweisbar (Fink et al. 1982). Das Absorptionsspektrum zeigt außerdem, daß bei Kontrollen der Chromophor-Gehalt des Isolates minimal ist. In Isolationen von Gesamt-AGP aus gesunden Kontrollen fehlt jegliche Absorption bei 400 nm (Abb. 1). In Abb. 2a wird der Chromophor-Gehalt aller Isolationen durch das Verhältnis der Absorption bei 400 nm/280 nm verglichen. Unter den Patienten mit malignen Er-

Tabelle 1. Klinische Daten und AGP$_M$-Konzentrationen im Blut der 22 untersuchten Patienten. Die AGP$_M$-Werte wurden indirekt durch das Protein-gebundene Tyrosin in „Fraktion b" bestimmt (Ziegler et al. 1982) und in die entsprechende Menge des Glykoproteins umgerechnet (Fink et al. 1982)

Probe Nr. Kontrollen	Diagnose	Therapie	AGP$_M$ µg/ml Blut 75±20
5	akute myelomonozytäre Leukämie	zytostatisch seit 4 Tagen	121
6	zentrozytisch-zentrablastisches Lymphom Stad. IVb; Pseudomonas-Sepsis	nur antibiotisch (therapieresistent)	255
7	M. Hodgkin, Stad. IIb; lymphozytenarm	vor Therapie	160
9	Chron. myeloische Leukämie	zytostatisch	151
10	Diabetes mellitus mit vaskulären und infektiösen Komplikationen	antibiotisch	138
12	rez. Pleuraerguß unklarer Ursache	antiphlogistisch	104
13	Hodenteratom, Stad. IIb; in kurzer Teilremission	zytostatisch	220
14	akute myeloische Leukämie	vor Therapie	163
15	M. Hodgkin, Stad. IIb; lymphozytenarm	zytostatisch vor 23–9 Tagen	151
16	akute lymphatische Leukämie (T-ALL)	vor Therapie	145
17	undifferenziertes Hodenteratom, Stad. III; präfinal	zytostatisch vor 4 Monaten	178
20	akute lymphatische Leukämie (c/T-ALL); Rezidiv; Leukopenie; Sepsis	zytostatisch	179
22	M. Boeck, Erythema nodosum	vor Therapie	130
23	Großzelliges Bronchialkarzinom, metastasiert (u. a. ZNS)	Dexamethason Schädelbestrahlung	115
24	Cervix-Karzinom, Stad. IV	nach Strahlentherapie	171
25	Siegelringzell-Karzinom des Magens, metastasiert	vor Therapie	127
26	Chronische myeloische Leukämie, Blastenschub; 120 000 Leuko	vor Therapie	164
27	wie 26; 11 Tage später; 20 000 Leuko (Pat. starb 9 Tage später)	zytostatisch seit 11 Tagen	149
28	periphere Panzytopenie bei vollem Mark (1½ Jahre später noch keine Leukämie)	Transfusionen	28
29	Diabetes mellitus mit vaskulären und infektiösen Komplikationen	antibiotisch	85
30	Sepsis	antibiotisch	137
32	V. a. Autoimmun-Krankheit nach Grippe-Impfung	keine	160

krankungen variiert dieses Verhältnis zwischen 0,1 und 1,1. Die untere Grenze von 0,1 wurde dabei entweder von der Con-A-reaktiven oder der Con-A-nichtreaktiven Fraktion oder von beiden zusammen erreicht. Die Endstadien von malignen Erkrankungen (z.B. Probe Nr. 6, 17, 20) waren nicht nur durch hohe Konzentrationen von AGP$_M$ (Tabelle 1), sondern auch durch einen hohen Chromophor-Gehalt des gewonnenen Glykoproteins gekennzeichnet. Während frühen Stadien oder Remissionen (z.B. Probe Nr. 13, 14 und 24) fanden sich zwar hohe Konzentrationen von

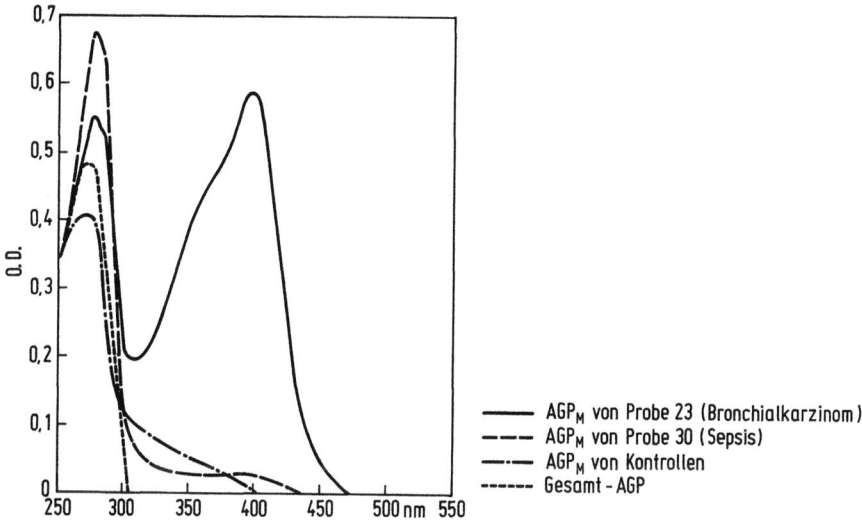

Abb. 1. Absorptions-Spektrum von Con-A-reaktivem AGP_M in H_2O (qualitativ). Klinische Daten siehe Tabelle 1

AGP_M, der Chromophor-Gehalt lag dabei jedoch in einem Grenzbereich von 0,12 bis 0,2. Von besonderem Interesse war die Blutprobe Nr. 28, die von einer Patientin mit einer peripheren Pancytopenie bei vollem Mark stammt; bei dieser Konstellation besteht nach den gängigen Kriterien der erhebliche Verdacht auf eine Präleukämie. Obwohl die Blutprobe dieser Patientin nur wenig AGP_M enthält, entspricht der hohe Chromophor-Gehalt des isolierten Glykoproteins eindeutig einer malignen Erkrankung

Abbildung 2a zeigt, daß in allen Präparationen von nicht malignen Erkrankungen der Chromophor-Gehalt unter dem Schwellenwert von 0,1 liegt. Mit Hilfe von AGP_M ist somit eine Unterscheidung von malignen und nicht malignen Erkrankungen möglich.

Mikroheterogenität

Frühere Untersuchungen haben gezeigt, daß das Pteridin-Chromophor durch den Sialsäure-Anteil des Glykoproteins protoniert wird (Ziegler et al. 1983); dies führt gegenüber dem normalen AGP zu einer Reduktion der negativen Ladung des Moleküls. Es war daher zu erwarten, daß der unterschiedliche Chromophor-Gehalt der einzelnen Präparationen mit der Ladungsverteilung von AGP_M korreliert. Diese unterschiedliche Ladungsverteilung von AGP und AGP_M konnte durch 2 verschiedene Methoden demonstriert werden. In der Gel-Elektrophorese von AGP_M ohne Zugabe von denaturierenden Reagenzien tritt eine zusätzliche Bande mit einer gegenüber AGP etwas geringeren anodischen Wanderung auf; sie ist als „Bande II" gekennzeichnet. Abb. 3 zeigt, daß ein hoher Chromophor-Gehalt mit dem Anteil an Bande II korreliert. Im AGP_M von Kontrollpersonen überwiegt Bande I. Sie ist im Gesamt-AGP nahezu ausschließlich vorhanden. Die Analyse von 16 einzelnen AGP_M-Präparationen bestätigte, daß generell die Zunahme an Chromophor mit einer Abnahme der negativen Ladung korreliert ist (Abb. 2b). Somit ergibt sich auch

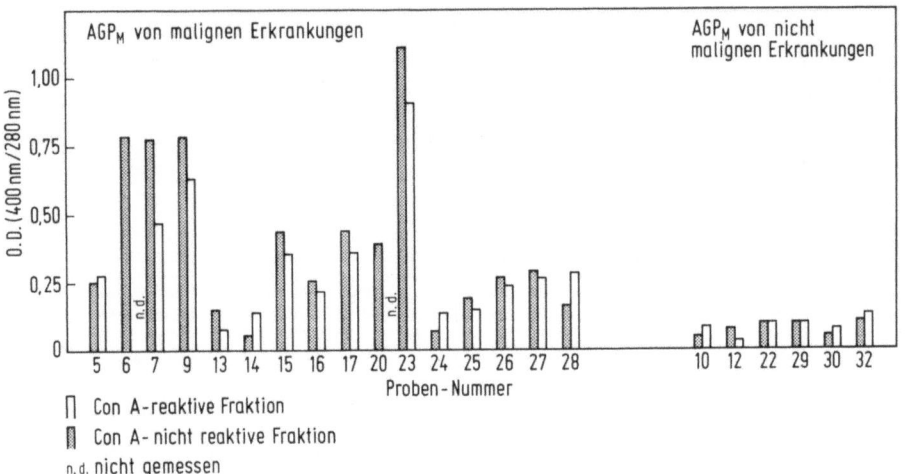

Abb. 2a. Chromophor-Gehalt des AGP_M von individuellen Blutproben, angezeigt durch das Verhältnis der optischen Dichte (O.D.) bei 400 nm/280 nm. Klinische Daten siehe Tabelle 1

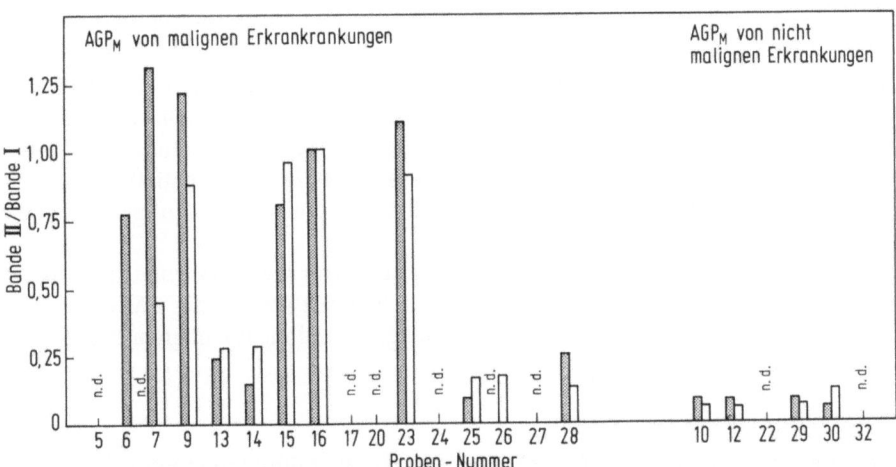

Abb. 2b. Anteile von verminderter negativer Ladung (Bande II) im AGP_M von individuellen Blutproben. Die entsprechenden Kurvenflächen wurden nach Polyacrylamid-Gel-Elektrophorese unter nicht denaturierenden Bedingungen gemessen und das Verhältnis von Bande II/Bande I aufgezeichnet. Die densitometrische Auftragung und die Beschreibung der Bande ist in Abb. 3 gezeigt. Symbole siehe Abb. 2a

bei einem Verhältnis zwischen Bande II/Bande I ein eindeutiger Unterschied zwischen den Patienten mit Tumoren und Patienten mit nicht malignen, entzündlichen Erkrankungen.

Die isoelektrische Fokussierung ist die Methode der Wahl, um Ladungsverteilungen innerhalb eines Glykoproteins zu demonstrieren. Es war bereits früher anhand von AGP_M aus gepoolten Blutproben gezeigt worden, daß dieses Glykoprotein im

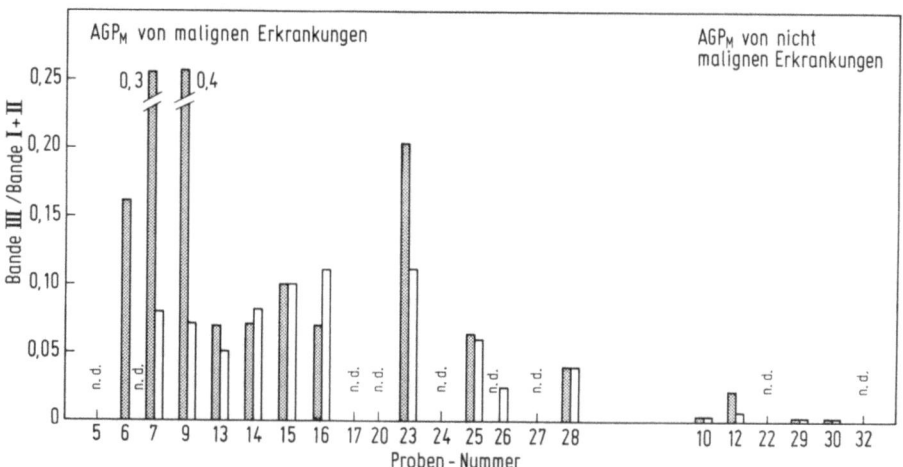

Abb. 2c. Anteile der polymeren Formen (Bande III) im AGP$_M$ von individuellen Blutproben. Symbole siehe Abb. 2a

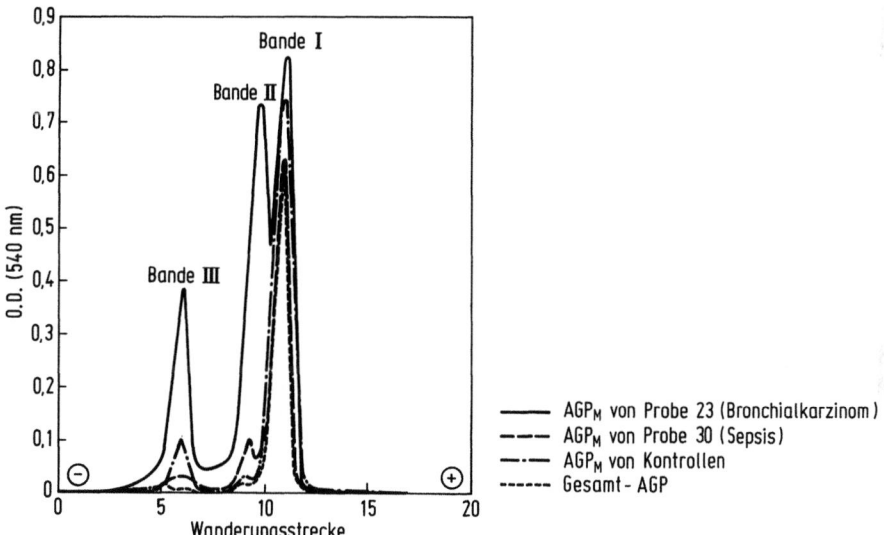

Abb. 3. Densitometrische Auftragung von Con A-reaktivem AGP$_M$ nach Polyacrylamid-Gel-Elektrophorese unter nicht denaturierenden Bedingungen. Der entsprechende Chromophor-Gehalt ist in Abb. 1 und Abb. 2 gezeigt; klinische Daten siehe Tabelle 1

Vergleich zu AGP einen hohen Anteil an mikroheterogenen Formen mit erhöhtem pI-Wert aufweist. Durch Elektrofokussierung von AGP$_M$ aus individuellen Proben wird deutlich, daß die Haupt-Ladung mit ansteigendem Chromophor-Gehalt von pH 3,3 (normales AGP) auf pH 3,5 bzw. pH 3,9 zunimmt (Abb. 4). Der geringere Chromophor-Gehalt der AGP$_M$-Präparationen 16, 17 und 27 ergibt mikroheterogene Banden mit pI-Werten um 3.8, während die noch Chromophor-ärmeren Präpa-

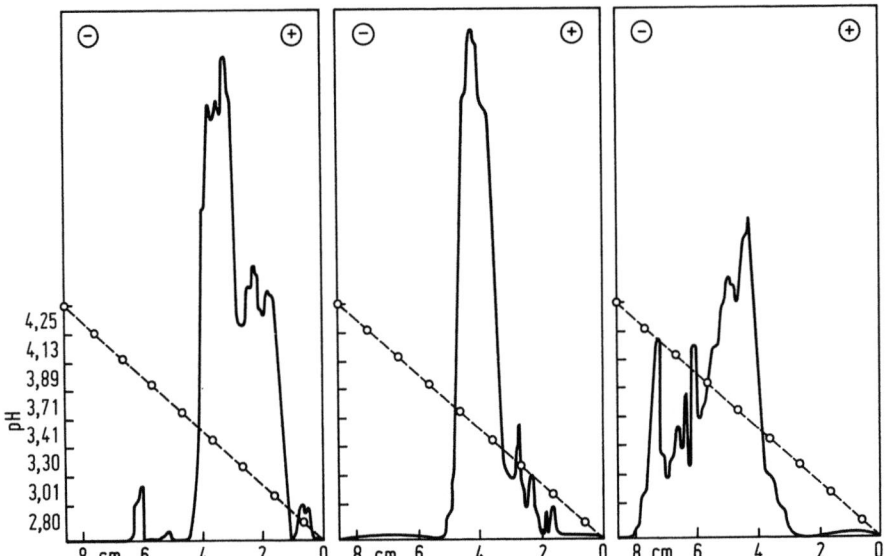

Abb. 4. Densitometrische Auftragung nach Elektrofokussierung von AGP, Con A-reaktivem AGP$_M$ von Probe 30 (Sepsis) und Con A-reaktivem AGP$_M$ von Probe 6 (malignes Lymphom) (von links nach rechts)

rationen 13 und 29 hauptsächlich um pH 3,5 fokussierten (densitometrische Ablesungen sind nicht abgebildet). Eine Interpretation der zahlreichen einzelnen mikroheterogenen Banden ist derzeit noch nicht möglich.

Multiple Molekulargewichts-Formen

Bei der Gel-Elektrophorese von AGP$_M$ zeigte sich in der Abwesenheit von denaturierenden Substanzen eine Bande mit sehr geringer Wandergeschwindigkeit. Diese „Bande III" wurde einer polymeren – wahrscheinlich dimeren – Form zugeordnet (Ziegler et al. 1982). Weitere Analysen von AGP$_M$ wiesen auf einen vernetzenden Effekt des Pteridin-Chromophors hin und konnten somit die Existenz von polymeren Formen deuten (Ziegler et al. 1983); polymere Formen sind bei normalem AGP bislang unbekannt (Schmid 1975).

Die Annahme, daß das Pteridin-Chromophor die AGP$_M$-Einheiten vernetzt, setzt eine Korrelation zwischen dem Auftreten von AGP$_M$-Polymeren und ihrem Chromophor-Gehalt voraus. Dies konnte durch Polyacrylamid-Gelelektrophorese (ohne Zusatz von denaturierenden Agentien wie SDS) der Einzel-Isolate bestätigt werden. Der Anteil an „Bande III" korreliert mit der 400 nm-Absorption, d.h. dem Chromophor-Gehalt der Probe. Das chromophor-freie Glykoprotein des normalen AGP zeigt dabei keine polymeren Formen.

Der Anteil an polymeren Formen in 16 AGP$_M$-Präparationen ist in Abb. 2c dargestellt. Anhand dieser Eigenschaft zeigt sich ein besonders ausgeprägter Unterschied zwischen den Proben von Patienten mit malignen und nichtmalignen Erkrankungen.

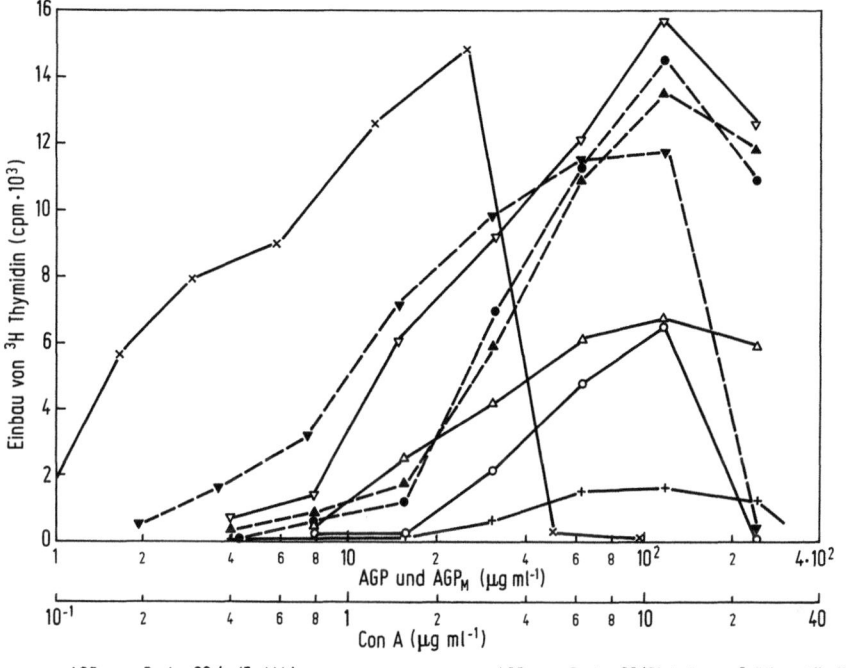

- ● AGP$_M$ von Probe 20 (c/T-ALL)
- ▼ AGP$_M$ von Probe 25 (metastasiertes Magenkarzinom)
- ▲ AGP$_M$ von Probe 26 (CML)
- ▽ AGP$_M$ von Probe 22 (M. Boeck, Erythema nodosum)
- △ AGP$_M$ von Probe 29 (Diabetes m. Spätkomplikationen)
- ○ AGP$_M$ von Probe 30 (Sepsis)
- + AGP
- × Concanavalin A

Abb. 5. Dosis-Wirkungskurve für die Stimulation des ^{3}H Thymidin-Einbaus in die DNS von Mäuse-Milz-Lymphozyten durch AGP$_M$; Messung in RPMI 1640-Medium + 5% fetales Kälberserum

Lymphozyten-Stimulation durch AGP$_M$

Im Gegensatz zu AGP stimulierten alle AGP$_M$-Präparationen ruhende Lymphozyten aus Mäusemilz und von peripherem menschlichem Blut. Das Ausmaß der Aktivierung entspricht einer Optimum-Kurve. 6 der 17 Präparationen, die mit Lymphozyten aus Mäusemilz getestet wurden, sind in Abbildung 5 dargestellt. In der Anwesenheit von 5% fetalem Kälberserum wird eine maximale Aktivierung im Bereich von 100–125 µg AGP$_M$/ml gefunden. Die Aktivierungsrate variiert unter den einzelnen Proben; bei einigen von ihnen wird jedoch ein ebenso ausgeprägter Thymidin-Einbau wie bei einer optimalen Concavalin-A-Konzentration erreicht. Im serumfreien Medium wird nur etwa 9–20% der AGP$_M$-Konzentration benötigt und der maximale Thymidin-Einbau ist etwa doppelt so hoch wie bei der durch Con-A induzierten Aktivierung. Unter den AGP$_M$-Präparationen von nicht malignen Erkrankungen war Probe Nr. 22 (Morbus Boeck, Erythema nodosum) ein besonders potentes Mitogen; AGP$_M$ von infektiösen Erkrankungen führte dagegen zu einer geringeren Lymphozyten-Stimulation (Proben Nr. 29 und 30).

Menschliche Blut-Lymphozyten wurden ebenso aktiviert wie Lymphozyten aus Mäusemilz, so daß eine unspezifische Stimulierung durch artfremdes Eiweiß als Ursache für die beschriebene Stimulation ausgeschlossen werden konnte.

Diskussion

Die ersten Isolationen von AGP_M wurden in gepooltem Serum von Tumorpatienten vorgenommen (Ziegler et al. 1982). Die Analyse von separaten Isolationen aus einzelnen Patienten mit Bestimmung des Chromophor-Gehaltes, der polymeren Formen und der Ladungsverteilung konnte nunmehr einige zunächst offene Fragen beantworten. Aus klinischer Sicht ergeben die Resultate insbesondere eine Methode zur besseren Unterscheidung zwischen malignen und nichtmalignen Erkrankungen anhand einer relativ kleinen Blutprobe. Eine solche Unterscheidung war durch die Messung des gesamten AGP_M zunächst nicht möglich gewesen, da dieses auch bei nichtmalignen entzündlichen Erkrankungen anstieg. Der höhere Chromophor-Gehalt des AGP_M von Tumorpatienten eliminiert diese falsch positiven Aussagen. Der erhöhte Chromophor-Gehalt identifiziert außerdem die malignen Fälle auch dann, wenn die Konzentrationen von AGP_M nur geringfügig erhöht ist; somit wird auch die Anzahl der falsch negativen Resultate reduziert. Soweit es sich aus der begrenzten Anzahl der untersuchten Patienten ableiten läßt, ist AGP_M somit als Tumormarker geeignet, wenn gleichzeitig sein Chromophor-Anteil gemessen wird; besonders interessant ist dabei, daß ein außerordentlich breites Spektrum von malignen Erkrankungen erfaßt wird.

Der praktischen Anwendung von AGP_M und seinem Chromophor als Tumormarker steht derzeit noch der außerordentlich hohe Laboraufwand entgegen, da eine Ganztagskraft für 5 Bestimmungen ca. 1 Woche benötigt. Dieser Aufwand ließe sich erheblich senken, wenn es gelingen sollte, monoklonale Antikörper gegen tumorspezifische Anteile von AGP_M zu entwickeln. Ein weiterer Ansatz zur vereinfachten Bestimmung von AGP_M wäre möglicherweise seine unterschiedliche Ladungsverteilung sowie das Auftreten von polymeren Formen von AGP_M bei malignen Erkrankungen.

Eine pathophysiologisch wichtige Eigenschaft von AGP_M ist schließlich seine Fähigkeit, Lymphozyten zu stimulieren. Es kann sicher angenommen werden, daß die beiden wichtigsten Charakteristika von AGP_M zu seiner Mitogenität beitragen: zum einen ist dies die gegenüber dem normalen AGP unterschiedliche Sekundärstruktur des Glykoproteins (Ziegler et al. 1983), zum andern die Anwesenheit des Pteridin-Chromophors. Eine struktur- und stereospezifische Beteiligung von Pteridinen bei der Regulation der Lymphozyten-Aktivierung (Ziegler et al. 1983a) konnte neuerdings gezeigt werden. AGP_M bietet somit mehrere Ansatzpunkte für weitere Untersuchungen zur Pathophysiologie und Klinik maligner Erkrankungen.

Literatur

Cooper EH, Stone J (1979) Acute phase reactant proteins in cancer. Adv. Cancer Res 30:1–44
Fink M, Ziegler I, Maier K, Wilmanns W (1982) Blood levels of a pteridine-binding alpha$_1$-acid glycoprotein in cancer patients. Cancer Res 42:1574–1578
Ling NR, Kay YE (1975) Lymphocyte stimulation, 2nd edn. North Holland Publ. Comp., Amsterdam, pp 47–48
Rudman D, Treadwell PE, Vogler WR, Howart CH, Hollins B (1971) An abnormal orosomucoid in the plasma of patients with neoplastic disease. Cancer Res 32:1951–1959
Schmid K (1975) Alpha$_1$-acid glycoprotein. In: Putnam FW (ed) The Plasma Proteins, Vol. I. Academic Press, New York, pp 183–228

Ziegler I, Fink M (1983) Chemical diversity and lymphocyte stimulating properties of a pteridine-binding variant of alpha$_1$-acid glycoprotein and its diagnostic application. In: Curtius H.-Ch., Pfleiderer W, Wachter H (eds) Biochemical and Clinical Aspects of Pteridines, Vol. 2, Walter de Gruyter, Berlin pp 235–244

Ziegler I, Armarego WLF, Fink M (1983) Further characterization of a variant of alpha$_1$-acid glycoprotein, accumulated in the blood of patients with malignant diseases. In: Blair IA (ed) Chemistry and Biology of Pteridines. Walter de Gruyter, Berlin pp 287–292

Ziegler I, Hamm U, Berndt J (1983a) Participation of pterins in the control of lymphocyte transformation and lymphoblast proliferation. In: Blair I A (ed) Chemistry and Biology of Pteridines, Walter de Gruyter, Berlin pp 1037–1041

Ziegler I, Maier K, Fink M (1982) Pteridine-binding alpha$_1$-acid glycoprotein from blood of patients with neoplastic diseases. Cancer Res 42: 1567–1573

LGL und natürliche Killerzell(NK)-Aktivität bei malignen und nicht malignen Erkrankungen. Effekt von Polychemotherapie

G. Gastl, C. Marth, J. Wiegele und C. Huber

Einleitung

Nach klassischen, morphologischen Kriterien setzt sich die mononukleäre Zellfraktion des Blutes aus zwei Hauptzellpopulationen zusammen, den Monozyten und den Lymphozyten. Nur die lymphatischen Zellen weisen Antigen-Spezifität in Form spezifischer Antikörper (B-Zellen) bzw. Oberflächenidiotypen (T-Zellen) und ein immunologisches Gedächtnis (memory) auf [9, 12]. Daneben besitzt eine Subpopulation von Lymphozyten die Fähigkeit zu im weitesten Sinn unspezifischer, spontaner, zellvermittelter Zytotoxizität [5]. Diese auch als *natural killing* (NK) bezeichnete Funktion wird durch eine wahrscheinlich in sich heterogene Zellpopulation, die sog. „großen, granulären Lymphozyten" (large granular lymphocytes, LGL) vermittelt und ist gegen bestimmte Tumorzellinien, embryonales Gewebe und virusinfizierte Zellen gerichtet [6, 16]. Das natural killing erfolgt ohne Vorsensibilisierung, ohne Beteiligung von Histokompatibilitätsantigenen und ist auch in Abwesenheit von klassischen T-Lymphozyten nachweisbar [6]. Ziel dieser Studie war die Auswertung der Zahl von LGL und der spontanen Zytotoxizität bei Erkrankungen, denen eine defekte Immunabwehr zugrunde liegt bzw. die mit Störungen des zellulären Immunsystems assoziiert sind [4, 8, 10, 14, 15]. Durch parallele Analyse von Effektorzellen und NK-Funktion sollten NK-Defekte genauer charakterisiert werden. Weiters wurde der Einfluß von Chemotherapie auf Frequenz und Funktion von LGL im peripheren Blut bei Patienten mit fortgeschrittenen Neoplasien untersucht.

Material und Methoden

Patienten

An insgesamt 169 Patienten und 42 gesunden Kontrollpersonen wurde in Parallelansätzen die Zahl von LGL und die Fähigkeit zur spontanen Zytolyse der Tumorlinie K562 getestet. Eine Aufgliederung der Patienten entsprechend den Diagnosen zeigt Tabelle 1. Mehrheitlich waren diese Patienten unbehandelt. Patienten mit nicht malignen Erkrankungen waren entweder gänzlich oder seit mindestens 4 Wochen ohne immunsuppressive bzw. zytostatische Therapie. Patienten mit fortgeschrittenen Neoplasien, d.h. mit lokoregionären bzw. Fernmetastasen, oder an Hämoblastosen bzw. malignen Lymphomen Erkrankte wurden z.T. vor, während und nach Durchführung einer Chemotherapie untersucht. Die Behandlung bestand in der überwiegenden Mehrzahl der Fälle in einer Polychemotherapie (z.B. COPP, MOPP, ABVD, ACO, COAP, CMF, FAC, VAC).

Tabelle 1. Patienten: 169 Patienten (89 Männer, 80 Frauen, Alter: 17–84 Jahre) mit nicht malignen und fortgeschrittenen malignen Erkrankungen; 42 gesunde Kontrollen (Alter: 14–70 Jahre)

Diagnose	Fallzahl
A) *nicht maligne Erkrankungen*	75
Autoimmunerkrankungen (SLE, PcP, u. a.)	34
Leichennierentransplantatempfänger (allogen)	32
aplastische Anämien	4
myelodysplastische Syndrome	5
B) *maligne Erkrankungen*	94
Non-Hodgkinlymphome	19
Hodgkin-Lymphome	15
Solide Tumoren	38
myeloische Leukämien	15
multiple Myelome	7

Laboruntersuchungen

Zellseparation

Mononukleäre Zellen aus heparinisiertem Venenblut wurden über Ficoll-Isopaque angereichert [1].

Morphologische Auswertung von LGL

Von der Suspension mononukleärer Zellen wurden Zytozentrifugenstriche angefertigt und nach May-Grünwald-Giemsa gefärbt. Die Auswertung erfolgte durch 3 unabhängige Untersucher, wobei jeweils 600 mononukleäre Zellen bei 1000facher Vergrößerung bewertet, und große lymphoide Zellen mit zumindest zwei azurophilen Granula und reichlich, lichtem Zytoplasma als LGL definiert wurden [2]. LGL-Zahl ist in Prozent von mononukleären Zellen (relativer Anteil) bzw. in LGL pro Milliliter Venenblut (absolute Zahl) nach folgender Formel angegeben:

LGL/ml Blut = % LGL × Zahl mononukleäre Zellen/ml Blut.

Funktionelle Auswertung

Die Fähigkeit zum NK wurde durch Testung der spontanen zellvermittelten Zytotoxizität gegenüber Zellen der humanen CML-Linie K562 ermittelt. Die K562-Zellen wurden hierzu mit ^{75}Se-Methionin markiert und in Mikrotiterplatten mit unterschiedlichen Zahlen von mononukleären Zellen (Effektorzellen) für 12 Stunden bei 37 °C in 95% Luft/5% CO_2-Atmosphäre inkubiert. Die Radioaktivität (cpm) im zellfreien Überstand der Kultur wurde mittels Gammacounter gemessen und der Prozentsatz spezifisch lysierter K562-Zellen nach folgender Formel berechnet:

$$\text{spez. Lyse} = \frac{\text{cpm (experimentell)} - \text{cpm (spontan)}}{\text{cpm (maximal)} - \text{cpm (spontan)}} \times 100$$

Als Maximalwert wurde dabei die Lyse von K562-Zellen in 1% Triton X100 gewertet. Als Spontanrelease dienten Kontrollkulturen von K562-Zellen ohne Effektorzellen. Sämtliche Ansätze wurden in Triplikaten durchgeführt [3].

Statistik

U-Test von Wilcoxon, Mann und Whitney; H-Test von Kruskal-Wallis; Spearman Rang-Korrelationskoeffizient [13].

Ergebnisse

Die Zahl von LGL und die Fähigkeit zu spontaner Zytotoxizität wurde bei verschiedenen Erkrankungen mit in der Regel herabgesetzter NK-Lyse untersucht. An Hand beider Parameter, relativer LGL-Zahl und NK-Lyse, zeigen sich dabei in verschiedenen Erkrankungsgruppen unterschiedliche Störungen.

Nicht maligne Erkrankungen

Die Gruppe der nicht malignen Erkrankungen umfaßte vor allem Patienten mit Autoimmunerkrankungen (n = 34) und Nierentransplantierte (n = 29) unter immunsuppressiver Therapie (Cyclosporin A, Azathioprin, Prednisolon). Die Ergebnisse in dieser Patientengruppe sind in Tabelle 2 zusammengefaßt. Auffällig ist vor allem ein ausgeprägter Mangel an LGL (p < 0,0001) im peripheren Blut, der nur z.T. auf die Verminderung des relativen Anteils an LGL in der mononukleären Zellfraktion (6%; p < 0,0001) zurückzuführen ist. Vielmehr ist diese Reduktion der Absolutzahl der LGL Ausdruck einer krankheitsassoziierten bzw. therapieinduzierten Leukopenie. Damit in Zusammenhang steht eine signifikante Erniedrigung der spontane Zytotoxizität (p < 0.0001) im Vergleich zum Kontrollkollektiv.

Tabelle 2. LGL und K562-Lyse bei malignen und nicht malignen Erkrankungen[a]

	n	% LGL	p[b]	LGL × 10⁴/ml Blut	p	K562-Lyse[c]	p
gesunde Kontrollen	42	14 (6–23)		17 (3–46)		29 (11–45)	
nicht maligne Erkrankungen	75	6 (1–16)	< 0,0001	2,4 (0,4–8,4)	≪ 0,0001	17 (2–34)	< 0,0001
maligne Erkrankungen (unbehandelt)	51	7 (0–14)	< 0,0001	13 (2–46)	n.s.	8 (0–20)	≪ 0,0001

[a] Datenangabe als Median ± 90% Vertrauensgrenzen;
[b] Vergleich gegen gesunde Kontrollen;
[c] K562-Lyse bei einer Target: Effektorzellverhältnis von 1:25

Tabelle 3. LGL-Zahl und K562-Lyse vor, während und nach Chemotherapie[a]

maligne Erkrankungen	n	% LGL	p[b]	LGL × 10^4/ ml Blut	p	K562-Lyse[c]	p
vor Chemotherapie	51	7 (0–14)		13 (2–46)		8 (0–20)	
während Chemotherapie	16	14 (2–36)	< 0,0001	4 (0–11)	< 0,0001	24 (2–38)	< 0,0001
2 a nach Chemotherapie[d]	11	16 (2–36)	< 0,0001	22 (2–43)	n.s.	32 (4–59)	< 0,0001

[a] Datenangabe als Median ± 90% Vertrauensgrenzen;
[b] Vergleich gegen Patienten *ohne* Therapie;
[c] K562-Lyse bei einem Target: Effektorzellverhältnis von 1:25
[d] Patienten in mehr als zweijähriger klinischer Remission nach Chemotherapie

Maligne Erkrankungen in fortgeschrittenen Stadien

In der Gruppe der malignen Erkrankungen dominiert ein schwerer funktioneller Defekt der NK-Lyse ($p \ll 0.0001$) in Gegenwart normaler absoluter Zahlen von LGL im Blut (Tabelle 2). Der Relativanteil der LGL in der mononukleären Zellpopulation (7%) entspricht dem bei Patienten mit nicht malignen Erkrankungen und unterscheidet sich ebenfalls signifikant von Befunden bei Gesunden ($p < 0.0001$).

Bei der Analyse der malignen Patienten vor, während und nach Therapie zeigt sich eine wesentliche Änderung in der Zahl von LGL und deren zytotoxischen Funktion gegenüber K-562-Zielzellen. Sowohl 2 Jahre nach Chemotherapie (und chirurgisch) induzierter klinischer Remission als auch während der Chemotherapie erhöht sich der Anteil von LGL in der mononukleären Zellfraktion des Blutes ($p < 0,0001$). Simultan dazu ist eine signifikante Zunahme der lytischen Kapazität gegen K562-Tumorzellen zu beobachten ($p < 0,0001$). Der zytoreduktive Effekt der Chemotherapie manifestiert sich allerdings in einer hoch signifikanten ($p \ll 0,0001$) Verminderung der absoluten Zahl von LGL zum Zeitpunkt der zytostatischen Therapie (Tabelle 3).

Diskussion

Die gleichzeitige Bestimmung von Zahl und Funktion großer granulärer Lymphozyten (LGL) ermöglicht eine subtilere Analyse von Störungen im NK-System. Insbesondere wird eine Differenzierung zwischen vorwiegend funktioneller Defizienz bzw. Effektorzellmangel möglich. Bei Patienten mit nicht malignen Erkrankungen wie Autoimmunerkrankungen, Zuständen medikamentöser Immunsuppression (Nierentransplantierte) und aplastischen bzw. myelodysplastischen Syndromen zeigt sich ein konkordantes Verhalten von LGL-Zahl und K562-Lyse ($p < 0,05$). Patienten mit fortgeschrittenen Neoplasien bzw. Hämoblastosen und malignen Lymphomen zeigen ebenfalls eine signifikante Korrelation von relativer LGL-Zahl (%) und K562-Lyse ($p < 0,001$). Im Vergleich zu Patienten mit nicht malignen Erkrankungen ist jedoch die funktionelle Störung signifikant stärker ausgeprägt (p < 0,001). Dieses Ergebnis steht in Einklang mit Resultaten anderer Untersucher [15], die bei Patienten mit fortgeschrittenen Neoplasien ebenfalls einen vorwiegend funktionellen in vitro-Defekt beschrieben. Als Ursache dieser verminderten lytischen Kapazität wurde ein gestörtes „recycling" der an Targetzellen gebundenen NK-Zellen beobachtet [15, 17].

Die Behandlung von fortgeschrittenen Neoplasien bzw. Hämoblastosen und malignen Lymphomen mit unterschiedlichen Kombinationen von Zytostatika meist unter Zusatz von Steroiden führt zwar erwartungsgemäß zu einer Reduktion der absoluten LGL-Zahl während der Behandlungsphase als Ausdruck der Knochenmarkstoxizität. Chemotherapierte Patienten in mehr als zwei Jahre anhaltender klinischer Remission sind jedoch in den ermittelten NK-Parametern von gesunden Kontrollen nicht zu unterscheiden. Der signifikante Anstieg der relativen Zahl von LGL in der mononukleären Zellfraktion mit einer gleichzeitigen Zunahme der spontanen Zytotoxizität gegen K562-Zellen während der Chemotherapiephase läßt zwei Schlußfolgerungen zu: (1) LGL repräsentieren eine relativ zytostatikaresistente Subpopulation in der mononukleären Zellfraktion und (2) die funktionelle Aktivität von LGL ist in dieser Patientengruppe durch Chemotherapie steigerbar. Die Beurteilung dieser Befunde für Verlauf und Prognose von Patienten mit fortgeschrittenen Neoplasien bedarf weiterer longitudinaler Studien.

Die Ergebnisse beim Patienten mit malignen und nicht malignen Erkrankungen unterstützen jedoch indirekt aus dem Tierexperiment abgeleitete Schlußfolgerungen über die Bedeutung von LGL in der Immunüberwachung [6]:

a) Sowohl Autoimmunerkrankungen [11] als auch Zustände chronischer Immunsuppression (Organtransplantation) sind mit einer signifikanten Reduktion von LGL-Zahl und spontaner Zytotoxizität assoziiert und mit einem erhöhten Tumorrisiko belastet [18].

b) Die Beobachtung von „normaler" LGL-Zahl und NK-Funktion bei Malignompatienten in chemotherapie-induzierter Langzeitremission ist dagegen möglicherweise ein positives Indiz für die Bedeutung des *natural killing* in der Tumorabwehr.

Literatur

1. Boyum AJ (1968) Isolation of mononuclear cells and granulocytes from human blood. Scand J Clin Lab Invest 21 (Suppl 97):77–89
2. Gastl G, Niederwieser D, Huber C (1983) Große, granuläre Lymphozyten (CGL), eine neue Population mononukleärer Blutzellen. Wien Klin Wschr 5:154–158
3. Gastl G, Schmalzl F, Huhn D, Gattringer C, Huber C (1983) Large granular lymphocytes: Morphological and functional properties. I. Results in normals. Blut 46:297–310
4. Goto M, Tanimoto K, Chihura T, Horiuchi Y (1981) Natural cell-mediated cytotoxicity in Sjögren's syndrome and rheumatoid arthritis. Arthritis Rheum 24:1377–1382
5. Herberman RB (1980) Natural cell-mediated immunity against tumors. Academic Press, New York
6. Herberman RB (1982) NK cells and other natural effector cells. Academic Press, New York
7. Herberman RB, Ortaldo JR (1981) Natural killer cells: Their role in defenses against disease. Science 214:24–30
8. Hoffman T (1980) Natural killer function in systemic lupus erythematosus. Arthritis Rheum 23:30–35
9. Jondal M (1974) Surface markers on human B and T lymphocytes. IV. Distribution of surface markers on resting and blast transformed lymphocytes. Scand J Immunol 3:739–747

10. Kadish AS, Doule AT, Steinhauer EH, Ghossein NA (1981) Natural cytotoxicity and interferon production in human cancer; deficient natural killer activity and normal interferon production in patients with advanced disease. J Immunol 127:1817–1822
11. Lewis RB, Castor CW, Kinsley RE, Bole GE (1976) Frequency of neoplasia in systemic lupus erythematosus and rheumatoid arthritis. Arthritis Rheum 19:1256–1262
12. Raff MC (1970) Two distinct populations of peripheral lymphocytes in mice distinguishable by immunofluorescence. Immunology 19:637–650
13. Sachs L (1978) Angewandte Statistik. Springer Verlag, Berlin Heidelberg New York
14. Sibbitt WL, Mathews PM, Bankhurst AD (1983) Natural killer cell in systemic lupus erythematosus. Defects in effector lytic activity and response to interferon and interferon inducers. J Clin Invest 71:1230–1239
15. Steinhauer HE, Doyle AT, Reed J, Kadish AS (1982) Defective natural cytotoxicity in patients with cancer: Normal number of effector cells but decreased recycling capacity in patients with advanced disease. J Immunol 129:2255–2259
16. Timonen T, Ortaldo JR, Herberman RB (1981) Characteristics of human large granular lymphocytes and relationship to natural killer and K cells. J Exp Med 153:564–582
17. Ullberg M, Jondal M (1981) Recycling and target binding capacity of human natural killer cells. J Exp Med 153:615–628
18. Vollenweider A, Largiader F, Uhlschmid G, Binswanger U, Briner J (1982) Maligne Tumoren bei Nierentransplantatempfängern unter immunosuppressiver Therapie. Schweiz Med Wschr 112:102–111

Störungen der B-Zelldifferenzierung in Vitro bei Patienten mit Lymphatischen Systemerkrankungen *

H. Rühl, F. Herrmann, H. Teichmann, W. D. Ludwig und G. Sieber

Einleitung

Klinisches Erscheinungsbild und Krankheitsverlauf bei Patienten mit lymphatischen Systemerkrankungen weisen eindringlich auf Störungen der Immunantwort hin, die nicht selten auch von großer Bedeutung für die Prognose der Erkrankung sind. Die Definition und Charakterisierung dieser Immundefekte ist seit langem Gegenstand intensiver Forschung der Hämatologie und klinischen Immunologie.

Besonders eindrucksvoll sind die klinischen Manifestationen eines Immundefektes bei Patienten mit Morbus Hodgkin (M. H.) und Non-Hodgkin-Lymphomen (NHL). – Bei Patienten mit *Morbus Hodgkin* stehen Defekte der zellulären, durch T-Lymphozyten vermittelten Immunantwort im Vordergrund (Tabelle 1); sie äußern sich vor allem in einer gesteigerten Infektanfälligkeit gegenüber bestimmten bakteriellen Infektionen (z.B. der Tuberkulose) oder gegenüber viralen Infekten (z.B. Zoster). Aber auch eine beeinträchtigte Antikörper-Synthese ist bei vielen Patienten vor allem in fortgeschrittenen Krankheitsstadien nachweisbar. Dies wird vor allem dann deutlich, wenn der Primärkontakt mit einem infektiösen Agens nach Manifestwerden der Krankheit stattfindet.

Für die im Hinblick auf klinisches Erscheinungsbild und natürlichen Krankheitsverlauf sehr heterogene Gruppe der *Non-Hodgkin-Lymphome* sind Defekte der humoralen Immunantwort (gestörte Immunglobulin-Synthese) kennzeichnend; die zelluläre Immunität ist in der Regel weit weniger beeinträchtigt (Tabelle 2).

Für die Untersuchung der zellulären Immunantwort stehen seit langem verläßliche in vitro Methoden zur Verfügung, die eine Charakterisierung der Defekte in diesem System ermöglichen. Dagegen sind in vitro-Modelle zur Testung der humoralen Immunantwort erst in den letzten Jahren entwickelt und ausgebaut worden. Zu nennen sind hier vor allem sogenannte Plaque-Techniken [3, 4, 5, 12], mit deren Hilfe die Differenzierung von B-Lymphozyten in Immunglobulin-sezernierende Zellen (ISZ) in vitro untersucht werden kann.

Ziel unserer Untersuchungen war die Charakterisierung der B-Zellaktivierung in vitro durch polyklonale B-Zellaktivatoren bei Patienten mit lymphatischen Systemerkrankungen. Diese B-Zellaktivatoren, z.B. Pokeweed Mitogen (PWM), bewirken in Kurzzeitkulturen eine Differenzierung reifer B-Lymphozyten in ISZ; die Differenzierungsschritte entsprechen dabei denen, die in vivo in der Folge von Immunreaktionen ablaufen. – Der von uns verwandte „Reverse Hemolytic Plaque Assay"

---

* Mit Unterstützung der Deutschen Forschungsgemeinschaft (Ru 215/4-2) und des Tumorzentrums Berlin e.V.

Tabelle 1. Morbus Hodgkin – Manifestationen des Immundefektes

I. Zelluläre Immunantwort
  1. Gehäuftes Auftreten bestimmter Infektionen:
     Tuberkulose, Virus-Infektionen.
  2. Negativer Ausfall von Kutanreaktionen:
     Tuberkulin, Candida, Mumps, DNCB usw.
  3. Verzögerte oder aufgehobene Abstoßung von
     Transplantaten: z. B. exp. Hauttransplantate
II. Humorale Immunantwort
  Gehäuftes Auftreten von Virus-Infektionen:
  1. Antikörper-Synthese normal bei Primärkontakt
     vor Manifestwerden der Krankheit
  2. Antikörper-Synthese defekt bei Primärkontakt
     nach Manifestwerden der Krankheit

Tabelle 2. Non-Hodgkin-Lymphome: Manifestationen des Immundefektes

I. Zelluläre Immunantwort
  In der Regel normal
  Beinträchtigt in fortgeschrittenen Stadien und im Verlauf
  der Krankheit
II. Humorale Immunantwort
  In der Regel erheblich beeinträchtigt:
  – Gehäuftes Auftreten viraler Infektionen
  – Ausgeprägtes Antikörper-Mangelsyndrom
  – Gestörte Immunglobulin-Synthese bei Infektionen
  – Auftreten von Autoimmun-Phänomenen

(RHPA) hat sich als hervorragend geeignetes Modell erwiesen, um die Differenzierung der B-Lymphozyten in IZS und darüber hinaus Mechanismen der Zellkooperation zu untersuchen. Parallel zu diesen funktionellen Untersuchungen haben wir Marker-Analysen zur Bestimmung von Lymphozyten-Subpopulationen durchgeführt.

Patienten

Untersucht wurden insgesamt 56 Patienten mit histologisch gesichertem *Morbus Hodgkin*. Bei 26 Patienten wurden die Experimente bei Diagnosestellung vor Einleitung einer Therapie durchgeführt; 30 Patienten befanden sich in kompletter Remission nach Bestrahlung und/oder zytostatischer Behandlung, die zum Zeitpunkt der Untersuchung in jedem Fall länger als drei Monate zurück lag. 50 Patienten mit typischer *chronischer lymphatischer Leukämie* wurden untersucht, von denen 35 zuvor unbehandelt waren; 15 Patienten waren vorbehandelt. Die Kontrollen wurden mit Lymphozyten gesunder Personen durchgeführt, die in ihrer Altersstruktur den Patientenkollektiven entsprachen.

Material und Methoden

Die Untersuchungen wurden an peripherer Lymphozyten durchgeführt, die aus dem Venenblut isoliert wurden (Ficoll-Hypaque-Trennung). T- und B-Zellen wurden mit Hilfe der E-Rosetten-Trennung isoliert [10].

Die quantitative Bestimmung der Lymphozyten-Subpopulationen erfolgte durch Marker-Untersuchungen wie beschrieben [6, 7]. T-Lymphozyten wurden aufgrund ihrer Eigenschaft zur spontanen Rosettenbildung mit Schafserythrozyten (E-Rosetten) oder ihrer Reaktion mit monoklonalen Antikörpern (Lyt 3) bestimmt. Die Identifizierung der B-Lymphozyten erfolgte mit Hilfe der direkten Immunfluoreszenz unter Verwendung polyvalenter und monovalenter Antiseren. – T-Zell-Subpopulationen wurden in erster Linie unter Verwendung monoklonaler Antikörper (indirekte Immunfluoreszenz) bestimmt: T-Helferzellen (OKT4-positiv), T-Suppressorzellen (OKT8-positiv) und „Natural Killer"-Zellen (Leu7-positiv). Bei den CLL-Patienten wurden die Zellen zusätzlich mit Maus-Erythrozyten inkubiert, ein Marker, der relativ spezifisch ist für die unreifen leukämischen CLL-Zellen.

Das Prinzip des RHPA ist an anderer Stelle ausführlich beschrieben [12]. – Für den Test wurden Protein A-gekoppelte Schafserythrozyten als Indikatorzellen benutzt und in Agar mit kultivierten mononukleären Zellen inkubiert. Nach Hinzufügen von „Entwickler-Antiseren (Anti-Immunglobulin) und Komplement wurde die Zahl der Plaque-bildenden Zellen, die durch deutliche Hämolyse-Höfe in der Umgebung einer ISZ gekennzeichnet waren, bestimmt. – Die mononukleären Zellen waren zuvor unter optimalen Kulturbedingungen für 7 Tage mit PWM inkubiert; Kontrollkulturen wurde kein PWM zugesetzt.

Ergebnisse

Die quantitative Bestimmung der Lymphozyten-Subpopulationen zeigte bei Patienten mit einem *Morbus Hodgkin* ein charakteristisches Bild (Tabelle 3). Auffällig war neben einer deutlichen Verminderung der zirkulierenden T-Lymphozyten vor allem eine Reduzierung der OKT4-positiven Lymphozyten, die die T-Helferzellen repräsentieren. Die OKT8-positiven Zellen (T-Suppressorzellen) waren ebenso wie die „Natural Killer"-Zellen quantitativ normal vertreten. Für die Interpretation der Ergebnisse von Bedeutung war ferner, daß die Membran-Ig-positiven Zellen (B-Lymphozyten) quantitativ normal waren.

Die durch PWM induzierte Differenzierung zirkulierender B-Lymphozyten in ISZ war bei der großen Mehrzahl der Patienten deutlich beeinträchtigt, die Ergebnisse sind zusammengefaßt in Tabelle 4 dargestellt. Besonders ausgeprägt war diese verminderte B-Zellaktivierung bei den Patienten, die sich in einem aktiven Erkrankungsstadium befanden und zuvor keine spezifische Therapie erhalten hatten. Patienten in kompletter Remission dagegen zeigten eine deutlich gesteigerte Differenzierungsfähigkeit, auch wenn die Werte noch deutlich unter den bei Gesunden gefundenen lagen.

Tabelle 3. Morbus Hodgkin
Oberflächen-Merkmale: Prozentuale Verteilung im peripheren Blut

	Kontrollen (n=15)	M. Hodgkin aktiv (n=14)	Remission (n=12)
T (Lyt 3)	74,5	57,2	57,3
Membran-Ig	10,8	11,2	15,7
OKT$_4$	49,3	29,6	36,4
OKT$_8$	26,0	26,9	28,1
NK/K (Leu 7)	13,2	12,4	16,5

In weiteren Experimenten haben wir versucht, die Ursachen dieser verminderten B-Zellreaktivität abzuklären. Dabei war anzunehmen, daß wegen der Komplexizität der B-Zelldifferenzierung verschiedene Möglichkeiten in Betracht kamen. – In einer Serie von Experimenten wurden Zellen gesunder Versuchspersonen im Verhältnis 1:1 mit denen der Patienten ko-kultiviert. Die Ergebnisse mit ungetrennten Lymphozyten-Suspensionen zeigen, daß bei der Mehrzahl der Patienten die rechnerisch zu erwartenden Werte den tatsächlich gefundenen entsprachen (Abb. 1). Bei vier Patienten, die sich in einem aktiven Stadium der Erkrankung befanden, war dagegen die B-Zelldifferenzierung auch der normalen Lymphozyten in den Kulturen vollständig unterdrückt.

Durch weitere, hier nicht dargestellte Untersuchungen konnten wir nachweisen, daß bereits ein geringer Anteil (10%) mononukleärer Patienten-Zellen ausreichend war, um diese vollständige Suppression zu bewirken. – Um die Ursachen der verminderten B-Zelldifferenzierung bei den Patienten abzuklären, die nicht das Phänomen der zellvermittelten Suppression zeigten, wurden Ko-Kulturen mit weitgehend „reinen", durch E-Rosettentrennung gewonnenen, Subpopulationen durchgeführt. Die in der Tabelle 5 dargestellten typischen Beispiele zeigen einmal, daß isolierte B-Zellen der Patienten auch in der Anwesenheit funktionstüchtiger, normaler

Tabelle 4. Morbus Hodgkin
Pokeweed Mitogen-induzierte Differenzierung peripherer B-Lymphozyten

	n	ISZ/10^6 Zellen
Kontrollen	50	10 540
Patienten	56	2 640
Patienten-aktiv	26	1 390
Patienten-Rem.	30	6 210

Tabelle 5. Morbus Hodgkin
Defekt der B-Zellen. Defekt der T-Helferzellen

	I	II	III
$N_T X N_B$ [1]	7 500	14 000	6 100
$P_T X P_B$	0	100	0
$N_T X P_B$	0	0	0
$P_T X N_B$	3 900	0	300

[1] N_T: normale T-Zellen; N_B: normale B-Zellen; P_T: Patienten-T-Zellen; P_B: Patienten-B-Zellen

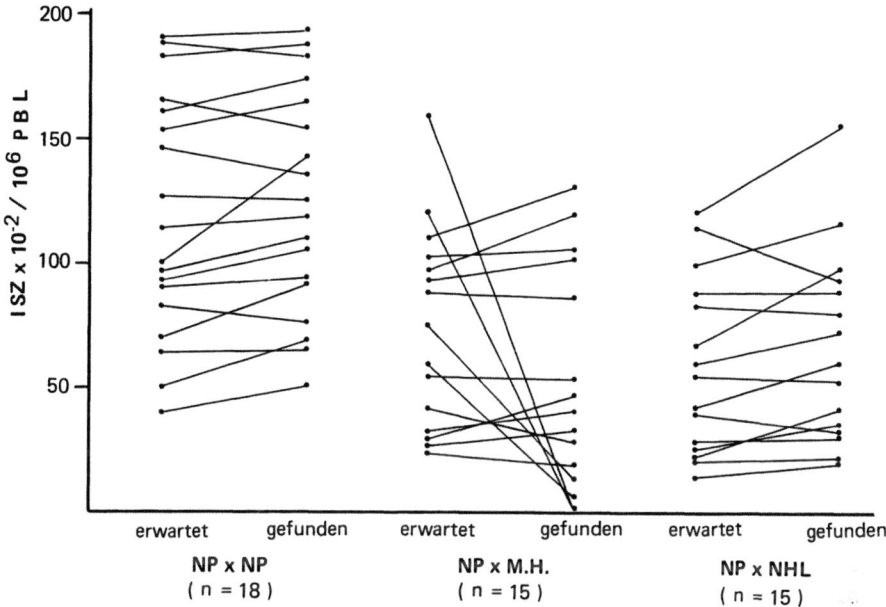

Abb. 1. PWM-induzierte B-Zelldifferenzierung. Dargestellt sind Experimente, in denen ungetrennte Lymphozyten-Suspensionen gesunder Versuchspersonen mit Patienten-Zellen im Verhältnis 1:1 inkubiert wurden

Tabelle 6. Chronische Lymphatische Leukämie. Oberflächen-Merkmale

Merkmal	Kontrollen (%)	Patienten (%)
E-Schaf	64,3	9,7
E-Maus	12,1	67,5
Membran-Ig	16,9	74,5
Ia-like Ag	23,2	81,1
C3d	16,1	56,2
OKT_4	50,0*	31,5
OKT_8	29,0	47,0
OKT_4/OKT_8	*1,72*	*0,67*

Mittelwerte von 100 Kontrollpersonen und 50 CLL-Patienten

* Die Untersuchungen mit den monoklonalen Antikörpern wurden an isolierten T-Zellen durchgeführt

Tabelle 7. Chronische Lymphatische Leukämie
Pokeweed Mitogen-induzierte Differenzierung peripherer B-Lymphozyten

	n	ISZ/10^6 Zellen
Kontrollen	50	11 450
Patienten	50	1 870

Tabelle 8. Chronische Lymphatische Leukämie
Defekt der B-Zellen. Normale T-Helferzell-Funktion

	ISZ/10^6 Zellen
$N_T X N_B$[a]	15 500*
$P_T X P_B$	260
$N_T X P_B$	*390*
$P_T X N_B$	*17 240*

* Median aus 10 Experimenten
[a] siehe Tabelle 5

T-Helferzellen nicht zu aktivieren waren. Darüber hinaus war zumindest bei einigen Patienten (Experimente II und III in der Tabelle) auch ein Defekt der T-Helferzellen nachweisbar.

Die in dieser Arbeit untersuchten 50 Patienten mit *chronischer lymphatischer Leukämie* zeigten sämtlich eine monoklonale Proliferation von B-Lymphozyten (B-CLL). – Auffälligster Befund bei den Marker-Analysen war eine deutliche Verschiebung der Relation zwischen T-Helfer- und T-Suppressorzellen zugunsten der Suppressorzellen (Tabelle 6). Die T-Zellen insgesamt waren bei allen Patienten quantitativ vermehrt.

Die durch PWM induzierte B-Zellaktivierung war erwartungsgemäß deutlich eingeschränkt (Tabelle 7). Eine zellvermittelte Suppression – vergleichbar den Befunden bei Hodgkin-Patienten – war bei der CLL in keinem Fall nachweisbar. – Hervorzuheben ist weiter, daß die Funktion der T-Helferzellen völlig intakt war; die (pathologischen) B-Zellen der Patienten andererseits waren auch in der Gegenwart normaler T-Helferzellen nicht zur Differenzierung in ISZ befähigt (Tabelle 8).

Diskussion

Durch die hier dargestellten Untersuchungen soll ein Beitrag zur besseren Charakterisierung der für lymphatische Systemerkrankungen kennzeichnenden Immundefekte geleistet werden. Konzentriert haben wir uns auf Untersuchungen der humoralen Immunantwort und parallel dazu Marker-Analysen zur Identifizierung und quantitativen Bestimmung von Lymphozyten-Subpopulationen durchgeführt. So ergab sich die Möglichkeit, phänotypisch definierten Zellen bestimmte Funktionen zuzuordnen.

Die Differenzierung der B-Lymphozyten zu Effektorzellen, den ISZ, stellt ein komplexes Geschehen dar, in das verschiedene Lymphozyten-Subpopulationen und Monozyten involviert sind. Im Tiermodell ist die Regulation der Antikörper-Synthese recht gut untersucht; für Untersuchungen menschlicher B-Lymphozyten und ihren Funktionen standen dagegen bis vor kurzem keine verläßlichen in vitro-Modelle zur Verfügung. Die quantitative Bestimmung der Immunglobuline im Serum gibt zwar dem Kliniker wichtige Hinweise auf die Antikörper-Synthese; die einem Antikörpermangel-Syndrom zugrunde liegenden Veränderungen auf zellulärer Ebene waren so nicht zu untersuchen.

Durch die Entwicklung von Plaque-Techniken ist diese Möglichkeit der Untersuchung der B-Zellaktivierung jetzt gegeben. Diese Methoden stellen eine Adaptation der dem tierexperimentell arbeitenden Immunologen seit langem geläufigen und wichtigen Methodik dar.

Die Untersuchungen peripherer Lymphozyten bei Patienten mit Morbus Hodgkin und Non-Hodgkin-Lymphomen haben bei diesen beiden Krankheitsgruppen unterschiedliche, aber charakteristische Muster der Veränderungen ergeben. – Bei Patienten mit einem *Morbus Hodgkin* waren in einem hohen Prozentsatz schwere Defekte der B-Zelldifferenzierung nachweisbar, obwohl die B-Lymphozyten im Blut quantitativ normal waren. Vor allem galt dies für Patienten, die vor Einleitung einer spezifischen Therapie in einem aktiven Krankheitsstadium untersucht wurden. Eine klare Korrelation der immunologischen Befunde mit klinischem Stadium und/oder hi-

Tabelle 9. Ursachen verminderter B-Zellreaktivität in vitro

	M. Hodgkin	NHL	Plasmazytom
Defekt der B-Lymphozyten	+	+	+
Defekt der T-Helferzellen	+	–	–
Suppression gesteigert	+	–	–

stologischen Subtyp war nicht herzustellen; allerdings mag das untersuchte Kollektiv für solche Analysen noch zu klein sein.

Prinzipiell sind folgende Ursachen für eine verminderte B-Zellaktivierung denkbar: 1. Defekt der B-Lymphozyten selbst; 2. Gesteigerte Aktivität von Suppressorzellen; 3. Fehlen oder Reduzierung funktionell normaler T-Helferzellen und 4. Suppression durch Serumfaktoren.

Bei Hodgkin-Patienten in einem aktiven Stadium konnten durch unsere Untersuchungen Defekte in mehreren Zellsystemen identifiziert werden (Tabelle 9): bei der Mehrzahl der Patienten fand sich ein Defekt der B-Lymphozyten selbst; so waren isolierte B-Zellen der Patienten auch in Gegenwart funktionstüchtiger T-Helferzellen nicht zur Differenzierung befähigt. Die Ursache oder die Natur dieses B-Zelldefektes ist unklar; es handelt sich sicher um einen qualitativen Defekt, da die Zellen quantitativ normal im peripheren Blut vertreten waren. Der Einfluß supprimierender Serumfaktoren war durch zusätzliche Untersuchungen ausgeschlossen. – Bei einigen Patienten war eine durch mononukleäre Zellen vermittelte Suppression wirksam; eine Identifizierung dieser Zellen (Lymphozyten oder Monozyten) steht noch aus. Die Marker-Untersuchungen zeigen auch eine Vermehrung der T-Suppressorzellen bei vielen Patienten; daß dennoch nicht bei allen das Phänomen der Suppression nachweisbar war, mag daran liegen, daß diese Zellen in den Kulturen frühzeitig ihre Funktion verlieren. Insgesamt korrelieren unsere Ergebnisse mit denen anderer Untersucher, die ähnliche Phänomene bei Hodgkin-Patienten in anderen Testsystemen nachweisen konnten [8, 13]. Zu erwähnen ist in diesem Zusammenhang, daß auch bei anderen Erkrankungen, z.B. dem Plasmozytom, eine solche Suppression der Immunreaktivität bei der Ausprägung von Immundefekten eine Rolle spielt [14].

Neben diesen Ursachen scheint bei Hodgkin-Patienten auch ein Defekt der T-Helferzellen möglich zu sein. Dieses „bunte" Bild möglicher Ursachen des B-Zelldefektes paßt also durchaus zu den sonstigen, dem Kliniker bekannten Merkwürdigkeiten dieser Krankheit.

Für uns von Interesse war weiterhin der Einfluß einer spezifischen Therapie auf die Manifestationen des Immundefektes. Im Hinblick auf T-Zellfunktionen ist bekannt, daß der Defekt durch die Therapie zumindest teilweise reversibel ist [11]. Kennzeichnend ist hier allerdings, daß jede zytostatische und/oder strahlentherapeutische Behandlung selbst langdauernde Immundefekte induziert. Dies gilt vor allem für eine ausgedehnte Bestrahlung [1], wie sie bei Hodgkin-Patienten üblich ist und in den lokalisierten Stadien die Therapie der Wahl darstellt. Auch bei unseren Untersuchungen war kennzeichnend, daß die B-Zelldifferenzierung normal war, wenn die letzte Therapie mehrere Jahre zurücklag. Kurze Zeit nach Abschluß einer

Therapie jedenfalls ist eine Differenzierung, ob meßbare Veränderungen der Immunantwort Therapiefolge oder noch krankheitsbedingt sind, nicht möglich. Besonders hervorzuheben ist allerdings ein Befund: die zellvermittelte Suppression war bei allen vier Patienten, die dieses Phänomen vor Therapie zeigten, nach Abschluß der Behandlung nicht mehr nachzuweisen.

Die Bedeutung der Immundefekte für Ätiologie und Pathogenese des Morbus Hodgkin ist unklar; hier sind nur Spekulationen möglich. Interessante Hypothesen wurden von verschiedenen Seiten aufgestellt [2, 9].

Die Ergebnisse bei Patienten mit Non-Hodgkin-Lymphomen sind einfacher zu interpretieren. Wir haben uns hier auf die Darstellung der Befunde bei der *chronischen lymphatischen Leukämie* beschränkt; dies läßt sich im wesentlichen auch auf alle anderen NHL übertragen. Wir haben sehr viele Patienten mit NHL der verschiedenen Entitäten untersucht und die Mehrzahl von ihnen wies keine erkennbaren pathologischen Zellen im peripheren Blut auf. Nahezu alle zeigten eine erheblich beeinträchtigte B-Zelldifferenzierung, die noch ausgeprägter war als die bei Hodgkin-Patienten beobachtete. Als Ursache für die verminderte Aktivierung der B-Zellen in vitro ließ sich ausschließlich ein Defekt der B-Zellen selbst nachweisen. Bei Patienten mit einer CLL ist dies nicht weiter erstaunlich, da die große Masse der zirkulierenden B-Lymphozyten pathologische, leukämische Zellen darstellt. Hier ist nicht zu erwarten, daß diese Zellen zur weiteren Differenzierung fähig sind. Die Ausbildung eines oft erheblichen Antikörpermangel-Syndroms bei diesen Patienten deutet darauf hin, daß ein normaler B-Zellklon – falls überhaupt – nur noch in Resten vorhanden ist. Ein Defekt der T-Helferzellen als Ursache der verminderten B-Zellaktivierung konnte auch durch unsere Untersuchungen ausgeschlossen werden. – Insgesamt korrelieren unsere Ergebnisse gut mit klinischen Befunden, die keine Besserung des Antikörpermangels durch Durchführung einer Therapie zeigen; so gilt vor allem für die CLL, daß der Immundefekt irreversibel ist.

Der Befund, daß auch bei aleukämischen anderen NHL die B-Zelldifferenzierung erheblich beeinträchtigt ist, ist nur so zu interpretieren, daß durch die Krankheit selbst die Entstehung eines normalen B-Zellklons mit normaler Differenzierungsfähigkeit beeinträchtigt ist. Für alle NHL war kennzeichnend – und auch hier besteht ein deutlicher Unterschied zur Situation bei Hodgkin-Patienten –, daß der in vitro zu demonstrierende B-Zelldefekt durch eine Therapie nicht zu beeinflussen war.

Zusammenfassung

Bei Patienten mit lymphatischen Systemerkrankungen wurden Untersuchungen mit dem Ziel durchgeführt, Defekte der B-Lymphozytendifferenzierung abzuklären. Parallel zu Marker-Analysen wurden Aktivierung und Differenzierung zirkulierender B-Zellen in einem indirekten Plaque-Assay untersucht. Die Ergebnisse belegen, daß der beeinträchtigten Immunantwort bei den verschiedenen Krankheits-Entitäten unterschiedliche Veränderungen zugrunde liegen.

Patienten mit Morbus Hodgkin weisen neben Defekten der zellulären Immunantwort schwere Störungen der B-Zelldifferenzierung auf, für die in erster Linie ein Defekt der B-Zellen selbst verantwortlich zu machen war. Daneben war bei einigen Patienten in aktivem Krankheitsstadium eine durch mononukleäre Zellen bewirkte Suppression nachweisbar; andere wiesen Defekte der T-Helferzell-Funktionen auf.

Auch bei Patienten mit Non-Hodgkin-Lymphomen waren erhebliche Defekte der B-Zellaktivierung in vitro nachweisbar, die die für die Klinik bedeutenden Antikörpermangel-Syndrome erklären. Die Funktionen der T-Helferzellen waren intakt, eine zellvermittelte Suppression war in keinem Fall nachweisbar, so daß allein Störungen der B-Lymphozyten selbst als Ursache in Frage kommen. – Während bei Hodgkin-Patienten die Immundefekte durch eine Therapie zu beeinflussen ist, sind die Defekte bei Patienten mit Non-Hodgkin-Lymphomen vermutlich nicht reversibel.

Literatur

1. Case DC, Hansen JA, Corrales E, Young CW, Dupont B, Pinsky CM, Good RA (1977) Depressed in vitro lymphocyte responses to PHA in patients with Hodgkin's disease in continous long remissions. Blood 49:771–778
2. De Vita VT (1973) Lymphocyte reactivity in Hodgkins' disease: a lymphocyte civil war. N Engl J Med 289:801–802
3. Eby WC, Chong CA, Dray S, Molinaro GA (1975) Enumerating immunoglobulin-secreting cells among peripheral human lymphocytes. A hemolytic plaque assay for a B cell function. J Immunol 115:1700–1703
4. Fauci AS, Pratt KR (1976) Activation of human B lymphocytes. I. Direct plaque-forming cell assay for the measurement of polyclonal activation and antigenic stimulation of human B-lymphocytes. J Exp Med 144:674–684
5. Gronowicz E, Coutinho A, Melchers F (1976) A plaque assay for cells secreting Ig of a given type or class. Eur J Immunol 6:588–590
6. Herrmann F, Lochner A, Philippen H, Jauer B, Rühl H (1983) Imbalance of T cell subpopulations in patients with chronic lymphocytic leukemia of the B cell type. Clin exp Immunol 49:157–162
7. Herrmann F, Sieber G, Jauer B, Lochner A, Komischke B, Rühl H (1983) Evaluation of the circulating and splenic lymphocyte subpopulations in patients with Non-Hodgkin Lymphomas and Hodgkin's disease using monoclonal antibodies. Blut 47:41–51
8. Hillinger SM, Herzig GP (1978) Impaired cell-mediated immunity in Hodgkin's disease mediated by suppressor lymphocytes and monocytes. J Clin Invest 60:1620–1627
9. Longmire RL, McMillan R, Yelenosky R, Armstrong S, Lang JE, Craddock CG (1973) In vitro splenic IgG synthesis in Hodgkin's disease. N Engl J Med 289:763–766
10. Rühl H, Scholle H, Bochert G, Vogt W (1978) Activation of human lymphocyte subpopulations in patients with chronic lymphocytic leukemia. Z Immunf Immunbiol 154:75–87
11. Rühl H, Rühl U, Sieber G (1980) Immune alterations in patients with Hodgkin's disease. Cell Mol Biol 25:409–414
12. Sieber G, Bochert G, Enders B, Rühl H (1980) Characteristics of immunoglobulin secretion in man evaluated by a reverse hemolytic plaque assay. Blut 41:81–92
13. Twomey JJ, Laughter AH, Farrow S, Douglas CC (1975) Hodgkin's disease, an immunodepleting and immunosuppressive disorder. J Clin Invest 56:467–475
14. Waldmann TA, Broder S, Krakauer R, MacDermott RP, Durm M, Goldman C, Meade B (1976) The role of suppressor cells in the pathogenesis of common variable hypogammaglobulinemia and the immunodeficiency associated with myeloma. Fed Proc 35:2067–2072

Der Immunstatus bei Patienten mit Non-Hodgkin Lymphomen

I. Urasiński, B. Sochacka-Kuzko und I. Fiedorowicz-Fabrycy

Maligne Non-Hodgkin Lymphome kann man als Neoplasien des immunologischen Systems bezeichnen. Das Krankheitsgeschehen betrifft hier die Zellen, die bei der immunologischen Antwort des Organismus tätig sind. Bei diesen Patienten ist die immunologische Antwort verändert; es kommt meistens zu den Immundefiziten, die die Entwicklung von Infekten begünstigen. Die Immuninsuffizienz bei diesen Patienten kann auch durch die zytostatische Therapie vertieft werden.

Die bisherigen Untersuchungsergebnisse zeigten, daß sowohl der Charakter der Immunitätsstörungen wie auch deren Intensität unterschiedlicher Natur sein können. Der Charakter dieser Störungen scheint vom Lymphomtyp [1, 3] und die Intensität der Immunitätsstörungen vom klinischen Krankheitsstadium [2, 5] abhängig zu sein.

Das Ziel dieser Abhandlung ist, die Lage der unspezifischen Immunität bei den Patienten mit den verschiedenen Non-Hodgkin Lymphomtypen in generalisiertem Krankheitsstadium und auch bei Patienten unter intensiver zytostatischer Therapie darzustellen.

Methoden und Patientengut

Um die immunologische Lage beurteilen zu können, bestimmten wir bei Kranken und bei Normalprobanden, die die Kontrollgruppe bildeten, folgende hämatologisch-immunologischen Parameter: absolute Anzahl der Lymphozyten, Monozyten, neutrophilen Granulozyten im peripheren Blut, absolute Anzahl der T- und B-Zellen, intracutane Hautteste mit den „Recall-Antigenen" (Tuberculin, Distreptase), absolute Werte der Immunglobulinklassen (IgG, IgA und IgM), Antistreptolysintiter und den Komplementspiegel im Serum. Die Summe der Positiven (d.h. in der Normgrenze liegenden) Ergebnisse dieser Parameter bildet nach der Auswertung in einem Punktsystem das sogenannte Immunprofil des Untersuchten. Dieses errechnet man wie folgt: die Ergebnisse jedes einzelnen Parameters, z.B. absolute Lymphozytenzahl, intracutane Tuberkulinprobe, wurden zunächst einzeln nach einem Punktsystem von 0 (negativ) bis maximal drei (normal) taxiert und dann zum Gesamtscore addiert. Diese Bewertung der einzelnen Befunde war wie folgend: für den gesamten Lymphozytenwert im peripheren Blut, der $\geq 1500/\mu l$ war -2 Punkte, für den gesamten Monozytenwert im peripheren Blut, der $\geq 60/\mu l$ war -2 Punkte, für den gesamten Neutrophilenwert im peripheren Blut, der $\geq 1500/\mu l$ war -2 Punkte, für den T-Lymphozytenwert im peripheren Blut, der $\geq 900/\mu l$ war -2 Punkte, für den B-Lymphozytenwert im peripheren Blut, der $\geq 220/\mu l$ war -1 Punkt, für jede quantitativ im Normbereich liegende Ig-Fraktion je 1 Punkt, für den normalen Antistreptolysintiter und den normalen Komplementspiegel im Serum je 1 Punkt und für die positive Hautprobe −3 Punkte. Demnach soll das normale Immunprofil 17 Punkte ergeben. Diese Art der Darstellung der Untersuchungsergebnisse wurde von Nagel und Mitarbeitern [4] entwickelt. Sie stellt den Immunstatus des Probanden als Immunprofilscore dar. Der klinische Wert dieses Vorgehens liegt darin, daß es Einblick in den Mechanismus der Immuninsuffizienz ermöglicht und auf die Defekte hinweist.

Diesartige Untersuchungen führten wir bei 113 Patienten mit den Non-Hodgkin Lymphomen durch, die sich meistens im IV Krankheitsstadium befanden. Die Einteilung von Non-Hodgkin Lymphomen erfolgte nach der Kieler Klassifikation. Bei 53 von diesen Patienten wurde das Immunprofil dreimal bestimmt; die wiederholten Untersuchungen führten wir vor Therapie und nach drei und sechs Therapiezyklen mit den folgenden Schemata: COP, COP + Bleomycin, CHOP, MEV und MEVA durch.

Die Kontrollgruppe bildeten 25 Gesunde, deren Altersverteilung derjeniger der Patienten entsprach.

Ergebnisse

Die Immunprofile der Patienten und der gesunden Probanden sind als Diagramm zusammengestellt (Abb. 1). Aus dieser Abbildung geht hervor, daß fast alle Patienten erniedrigte Scorewerte des Immunprofils hatten. Nur bei 4 von 113 Kranken (3 mit Non-Hodgkin Lymphomen von niedrigem Malignitätsgrad und bei einem mit hohem Malignitätsgrad) lagen die Score-Werte des Immunprofiles im Bereich der unteren Normgrenze.

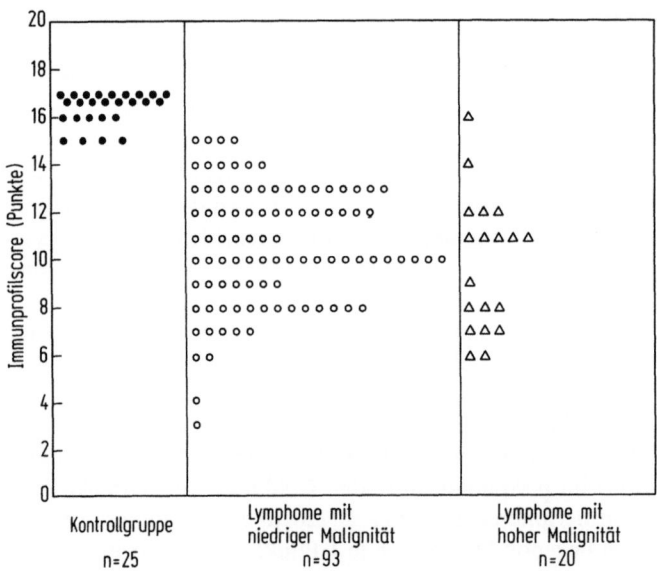

Abb. 1. Immunprofilwerte bei Patienten mit Non-Hodgkin-Lymphomen und bei Kontrollen

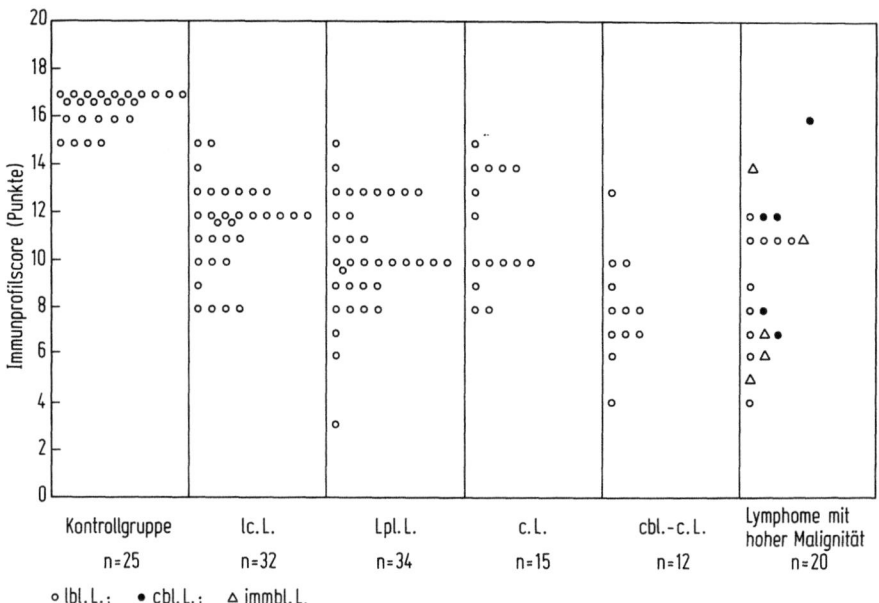

Abb. 2. Immunprofilwerte bei verschiedenen Lymphomtypen und bei Kontrollen

Vergleicht man die Score-Werte des Immunprofils bei den verschiedenen Lymphomtypen (Abb. 2), so zeigt sich, daß die Patienten mit dem centroblastisch-centrocytischen Lymphom (cbl-c.L.) die niedrigsten Werte hatten. Bei anderen Lymphomen, wie dem lymphocytischen Lymphom (lc.L.), lymphoplasmoiden Lymphom (lpl.L.) und centrocytischen Lymphom (c.L.) fanden sich etwas höhere Score-Werte des Immunprofils.

Wie erwähnt, das Ziel der dargestellten Untersuchungen war es, auch den Einfluß der intensiven Chemotherapie mit Zytostatika auf das Immunprofil der Patienten zu testen. Die hämatologisch-immunologischen Parameter bestimmten wir kurz vor dem Einsatz der Therapie, 14 Tage nach dem dritten Therapiezyklus und 42 Tage später nach der Beendigung des sechsten Therapiezyklus. Die Zeitspanne zwischen der ersten und der letzten Bestimmung des Immunprofils betrug insgesamt 126 Tage. Je nach dem Ergebnis der Therapie haben wir die Patienten in zwei Gruppen geteilt: die erste Gruppe bildeten 27 Lymphompatienten mit niedrigem Grad der Malignität, die infolge der Therapie eine Besserung oder Stabilisation der Krankheit zeigten. Der zweiten Gruppe gehören 18 Patienten auch mit Lymphomen niedriger Malignität an, bei denen kein positiver Einfluß der Therapie zu erkennen war. Bei 12 Patienten der ersten Gruppe (Abb. 3a) stellten wir eine Besserung des Immunprofils fest, bei 8 weiteren blieb es ohne Änderung (Abb. 3b) und bei 7 Patienten kam es sogar zur Erniedrigung des Immunprofilwertes (Abb. 3c). Im Falle der Besserung des Immunprofils beobachteten wir meistens eine Reversion der Hautteste von negativen zu positiven Ergebnissen.

Die Mehrheit der Patienten der zweiten Gruppe zeigte eine Besserung des Immunprofils (Abb. 4a, b, c), was im klaren Widerspruch mit dem Ergebnis der Thera-

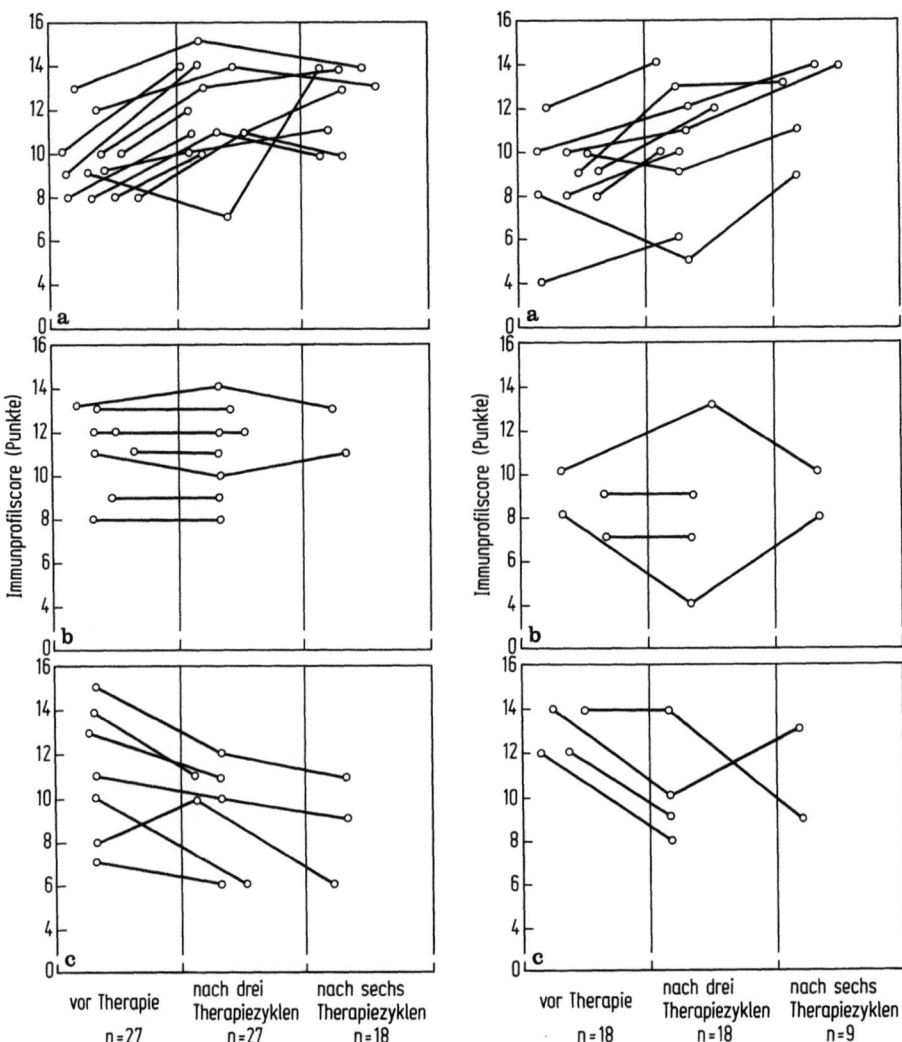

Abb. 3. Immunprofilwerte bei Patienten mit den Lymphomen mit niedriger Malignität vor Behandlung und nach dem positiven Therapieergebnis

Abb. 4. Immunprofilwerte bei Patienten mit den Lymphomen mit niedriger Malignität vor Behandlung und nach dem negativen Therapieergebnis

pie stand. Bei 8 Lymphompatienten mit hohem Grad der Malignität beobachteten wir nach der Behandlung sowohl die Erhöhung des Immunprofilwertes wie auch die Verschlechterung der immunologischen Lage der Patienten.

Die Ergebnisse der vorgestellten Untersuchungen lassen folgende Schlüsse zu:
1. Der Immunstatus der Patienten mit den Non-Hodgkin Lymphomen im generalisierten Krankheitsstadium ist in der Regel beeinträchtigt.
2. Die Beeinträchtigung des Immunstatus bei Patienten grundsätzlich hängt nicht vom Lymphomtyp ab.

3. Die intensive zytostatische Therapie vertieft nicht die Immundefekte, die schon vor Therapie vorhanden waren.
4. Die klinische Besserung infolge der intensiven zytostatischen Therapie scheint nicht immer mit der Besserung der immunologischen Lage der Patienten verbunden zu sein.

Die zwei letzten Schlüsse haben den vorläufigen Charakter, weil unsere Studie noch nicht beendet ist. Von den Beobachtungen von Van Rijswijk u. Mitarb. [6] ist bekannt, daß besonders die Reaktivität der Hautteste nach Absetzen der Zytostatika sich weiter verbessern kann.

Literatur

1. Aisenberg AC (1973) Malignant lymphoma. N Engl J Med 288:883
2. Foa R, Catovsky D, Brozovic M, Marsh G, Ooyirilanykumaran T, Cherchi M, Galton DAG (1979) Clinical staging and immunological findings in chronic lymphocytic leukemia. Cancer 44:483–487
3. Jones SE, Griffith K, Dombrowski P, Gaines JA (1977) Immunodeficiency in patients with non-Hodgkin lymphomas. Blood 49:335–344
4. Nagel DA, Della Pietra C, Hartmann D, Rosenthal M, Albrecht R, Obrist R, Obrecht P (1979) Immunprofile bei Patienten mit Morbus Hodgkin in Langzeitremission nach zytostatischer Chemotherapie. Schweiz med Wschr 109:45–51
5. Płużańska A, Gawor E, Robak T, Polkowska-Kulesza E, Krykowski E, Dmochowska M, Kuźniecka J, Mazurowa A (1980) Wartość prognostyczna oceny liczby limfocytów T we krwi obwodowej w przewlekłey białaczce limfatycznej. Acta Haemat Pol 11:25–30
6. Van Rijswijk REN, Sybesma JPHB, Kater L (1983) A prospective study of the changes in the immune status before, during and after multiple-agent chemotherapy for Hodgkin's disease. Cancer 51:637–644

Immunhistological Analysis of Myeloma Colony-Forming Units by a new Preservation Technique

C. Müller and F. W. Busch

Introduction

In-vitro cloning assays in semi-solid agar have been demonstrated to be very useful in the study of growth and differentiation of human normal and malignant hematopoietic cells (Metcalf 1977; Hamburger 1977). Several sophisticated preservation procedures of these cultures have been described in an attempt to simplify morphological and cytochemical characterisation of single cell clusters (Kubota et al. 1980; Konwalinka et al. 1980; Fauser and Messmer 1979; Salmon and Buick 1979; Jakobs et al. 1979). Until the present time none of the reported techniques has been satisfactory for the in-situ identification of the various proliferating cell types.

In this study, a new preservation method which maintains the cellular relationship in such bioassays was applied to myeloma cell colonies growing in semi-solid agar. The cells were stabilised by a procedure which allowed to produce frozen sections of single intact colonies and to apply immunohistological techniques for their in-situ analysis. Surface marker studies with monoclonal antibodies revealed cellular heterogeneity of these myeloma colonies showing populations of different cell lineages.

Materials and Methods

Patients

7 patients suffering from multiple myeloma with monoclonal immunoglobulin Ig $G\chi/\lambda$ or Ig Aλ synthesis were selected for this study after informed consent was obtained. Clinical and immunological criteria for diagnosis were as described previously (Durie and Salmon 1975).

Bone Marrow Cells

Bone marrow cells were obtained by iliac crest puncture during routine clinical examinations. Cells were aspirated in heparinized syringes, mixed with 3% dextran solution (vol/vol) and sedimented at room temperature for 1 hour. The cells of the supernatant were collected after centrifugation at 150 g for 10 min, washed three times with Iscoves modified Dulbeccos medium (IMDM, Gibco Laboratories, Grand Island, N.Y. 14072) containing 10% fetal calf serum (FCS), and adjusted to

---

Supported by DFG Sonderforschungsbereich 120, Projekt A2 and C2

5×10^5 cells/ml. Cell viability, always determined by trypan-blue exclusion, was never less than 90%.

Preparation of Conditioned Medium
Conditioned medium was prepared from adherent spleen cells of Balb/c mice following exactly the previously described protocol (Hamburger and Salmon 1977).

In-vitro Culture Assay
Colonies derived from myeloma bone marrow cells were grown in a two-layer agar system according to a modified technique reported by Hamburger and Salmon (1977). 5×10^5 cells/ml were seeded in 35 mm petri-dishes containing 0.3% agar in IMDM supplemented with 20% FCS and antibiotics. As feeder layer 0.5% agar in IMDM containing 20% of conditioned medium and 20% FCS was utilised. Cultures were incubated in 5% CO_2 in a humidified atmosphere at 37°C. After 14 days the proliferating colonies were counted on an inverted phase microscope at a 100× magnification.

Preparation of Colonies for Immunohistology
Cultures grown in petri-dishes were carefully overlayed with an embedding medium containing 30% saccharose and 2% gum arabicum in phosphate buffered saline (PBS) in order to stabilise the semi-solid matrix. After 4 hours of incubation at room temperature the overlay was removed and individual colonies of these cultures were demarcated by small plastic cylinders. Subsequently, the petri-dishes were covered and snap frozen in liquid nitrogen. In each analysed patient, 1–5 intact, frozen colonies were removed at random from the surrounding culture medium with the help of the plastic cylinders. 5 µm thick sequential frozen sections cut from these preparations of intact individual colonies were mounted on slides and carefully pre-screened for cells belonging to the investigated clusters on an inverted phase-microscope. Usually 10–20 sections per colony could be found to contain mononuclear cells. These slides were air-dried for 4 hours and subsequently used for immunostaining.

Monoclonal Antibodies
Specificity, Ig-class and references of the monoclonal antibodies used in this study are described in Table 1. Reagents directed against HLA- or various differentiation antigens were employed.

Immunostaining
5 µm thick frozen sections of single colonies were fixed in acetone/cloroform (vol/vol) at room temperature for 10 min. Subsequently they were stained by the previously described immunoperoxidase technique (Stein et al. 1982) using the monoclonal antibodies as first and peroxidase-conjugated goat-anti-mouse IgG or IgM (FA. Dako, Denmark) as second antibody layer. Specific binding of the first antibody to cellular structures was visible as brown deposits after development of the peroxidase reaction with diaminobenzidine-tetra-hydrochloride/hydrogen peroxyde as substrate. All experiments included control sections which were labelled by the

Table 1. Monoclonal antibodies used for immunostaining

Antibody Designation	Ig-Class	Specificity	Ref.
W6/32.HL	IgG$_{2a}$	anti-HLA-ABC heavy chains	Barnstable et al. 1978
W6/32.HK	IgG$_{2a}$	inactive variant (negative control)	Ziegler and Milstein 1979
TÜ 35	IgG$_{2a}$	anti-Ia-like molecules except antigens of the MB system	Ziegler et al. submitted
Lyt 3	IgG$_{2b}$	pan-T-lymphocytes	Kamoun et al. 1981
B1	IgG$_{2a}$	mature and immature B-cells	Stashenko et al. 1980
TA 4.1	IgG$_3$	anti-human Ig-D heavy chain	Becton Dickinson
C3-124	IgG$_{2b}$	anti-human Ig-G heavy chain	Becton Dickinson
145-8	IgG$_1$	anti-human Ig-M heavy chain	Becton Dickinson
51CB5	IgG$_1$	anti-human Ig-A heavy chain	Bethesda Research Laboratory
163-42	IgG$_1$	anti-human light chain	Becton Dickinson
1-155-2	IgG$_1$	anti-human light chain	Becton Dickinson

inactive monoclonal antibody W6/32.HK (Ziegler et al. 1982) to control for unspecific immunoperoxidase reactivity. Cells with surface or intracytoplasmic staining were enumerated at the light microscope.

Results

Cloning of bone marrow cells from seven myeloma patients in-vitro in semi-solid agar showed growth of 1–56 colony-forming units per petri-dish after 14 days of culture. The calculated mean cloning efficiency of 0.001% was similar to that reported previously (Hamburger and Salmon 1977). In each colony 100–1000 cells were closely piling up on one another.

In all patients frozen sections of different individual colonies stabilized in-situ after 14 days of culture showed good preservation of cellular details when analysed morphologically after staining with hemalaun or the Pappenheim technique (Fig. 1). A large proportion of cells (50–80%) presenting with a bulky basophilic cytoplasm and frequently multiple excentric nuclei seemed to belong to the plasma cell series. However, mononuclear cells with morphological characteristics of small lymphocytes, granulocytes or reticuloendothelial cells also appeared to be present in various analysed colonies.

In all 24 colonies tested immunoperoxidase staining demonstrated that only up to 80% of the analysed cell population showed surface or intracytoplasmic reactivity specific for the monoclonal immunoglobulin present in the serum of the patients studied (Fig. 2). The other cells were negative for any defined Ig-class. Staining with W6/32.HK revealed weak intracellular peroxidase activity in 1–2% of the mononuclear cell populations. These cells were likely to represent contaminating granulocytes, or monocytes/macrophages. Labelling of sequential sections with the antibody B1 identified a proportion of mononuclear cells as B-lymphocytes similar to the staining pattern with monoclonal reagents against immunoglobulins. All cells were found to express HLA-ABC antigens detected by the antibody W6/32.HL (Fig. 3a), but only about 30–50% carried TÜ35$^+$ HLA-D region products (Fig. 3b). HLA-

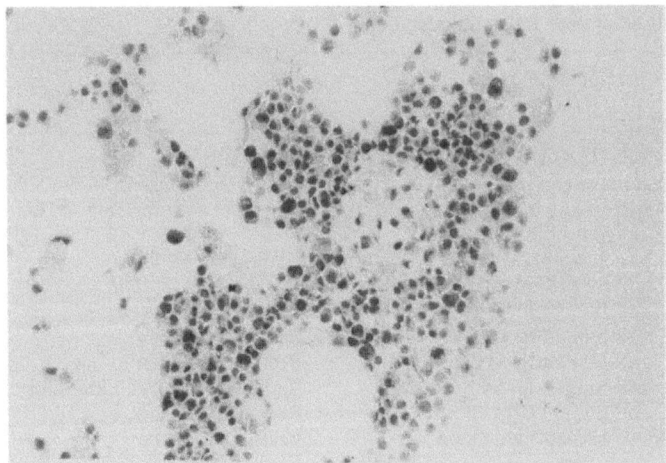

Fig. 1. Frozen section of a colony grown from bone marrow cells of a myeloma patient with an IgGλ plasmocytoma shows clear morphology of heterogeneous cell populations after Pappenheim staining. (×180)

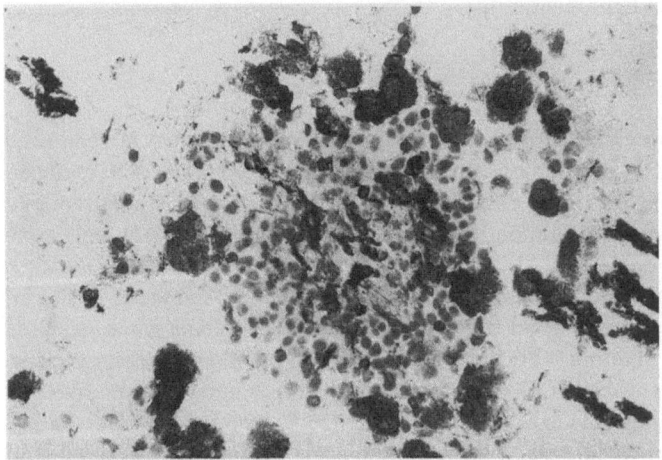

Fig. 2. Immunoperoxidase staining of a myeloma cell colony from a patient with an IgGλ plasmocytoma: Staining with a monoclonal anti-IgG antibody shows surface or intracytoplasmic reactivity on only 40–50% of the cells within the frozen section. (×180)

class II antigens appeared to be predominantly present on large cells with abundant cytoplasm. 8 out of 17 colonies also revealed rare Lyt 3^+ mature T-lymphocytes intermingled between the other proliferating cell types.

Discussion

In this study a technique for in-situ immunohistological analysis of hematopoietic cell colonies grown in semi-solid agar is described. The procedure results in a per-

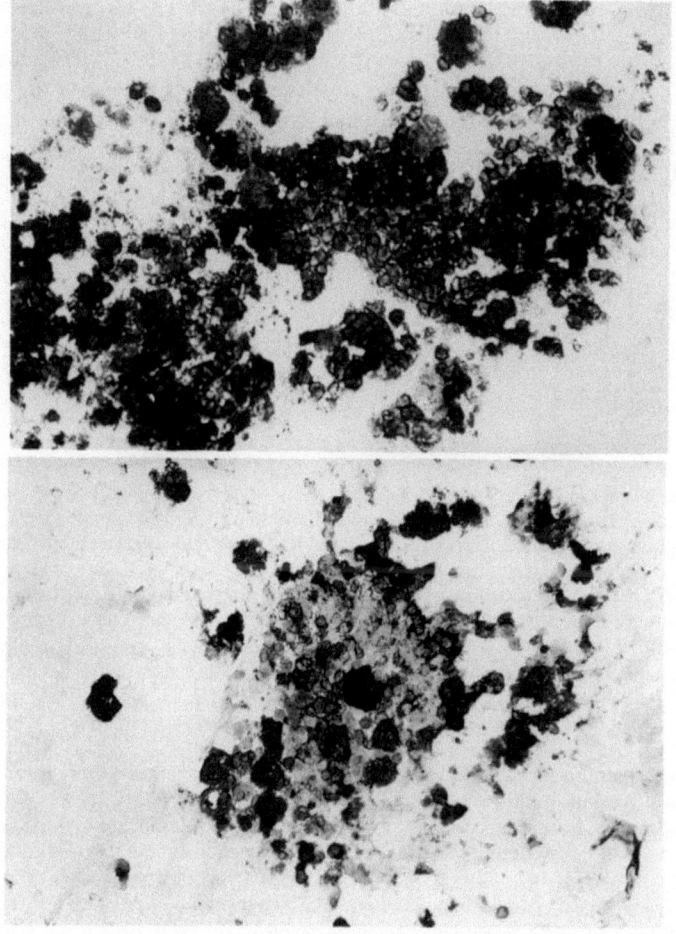

Fig. 3. Immunoperoxidase staining of a frozen section from a myeloma colony derived from a patient with an IgG plasmocytoma: **a** with the antibody W6/32.HL: HLA-ABC antigen expression is demonstrated on all cells of the colony. (×180) **b** with the antibody TÜ35: Expression of HLA-class II antigens is found only on a subpopulation of cells beloning to the same colony. (×180)

manent preparation of sections through individual colonies, which allow comparative morphological and immunological characterisation, as well as enumeration of all proliferating cell types. Cellular subpopulations with low frequency in single colonies which could be overlooked in techniques relying on the removal of single clusters can readily be recognized. Furthermore, the ability to evaluate the local relationship of different cells in sequential sections may provide a useful tool to study organisation of individual colonies under various culture conditions.

All myeloma colonies analysed in this study appeared to contain predominantly populations of the B-cell-lineages. This observation is in agreement with previous findings of other authors (Hamburger et al. 1977) using immunofluorescence staining on representative samples of colony forming units removed from the agar. However, T-lymphocytes, monocytes/macrophages, granulocytes, as well as unidentified HLA-class II antigen[+] large mononuclear cells were demonstrated in this study to be frequently intermingled between the proliferating myeloma cells. At present it only can be speculated, whether these different cell types assembled by chance during the plating procedure grew independently in the cultures or whether close proximity of these bone marrow cells was an unequivocal condition for the proliferation of myeloma cells. This problem will be the subject of further systematic analysis of colony growth under various culture conditions in different patients.

Acknowledgment

We thank Ms. Heidrun Wahl for her excellent technical assistence and for providing the photographic documentation.

References

Barnstable CJ, Bodmer WF, Brown G, Galfre G, Milstein C, Williams AF, Ziegler A (1978) Production of monoclonal antibodies to group A erythrocytes, HLA and other cell surface antigens – new tools for genetic analysis. Cell 14:9–20
Fauser AA, Messner HA (1979) Identification of megakaryocytes, macrophages, and eosinophiles in colonies of human bone marrow containing neutrophilic granulocytes and erythroblasts. Blood 53:1023–1027
Hamburger AW, Salmon SE (1977a) Primary bioassay of human tumor stem cells. Science 197:461–463
Hamburger AW, Salmon SE (1977b) Primary bioassay of human myeloma stem cells. J Clin Invest 60:846–854
Hamburger AW, Kim MB, Salmon SE (1977c) Characterisation of the myeloma colony-forming cell. Transplantation Immunol: 155–162
Jakobs B, Dubovsky D, Smith S, Randall G, Bracher M (1978) Bone marrow culture in vitro. A technique for analysis and permanent recording of cellular composition. Exp Haemat 7:177–182
Kamoun M, Martin PJ, Hansen JA, Brown MA, Siadak AW, Nowinski RC (1981) Identification of a human T lymphocyte surface protein associated with the E-rosette receptor. J Exp Med 153:207–212
Konwalinka G, Glaser P, Odavic R, Bogusch E, Schmalzl F, Braunsteiner H (1980) A new approach to the morphological and cytochemical evaluation of human bone marrow CFUc in agar gel. Exp Haemat 8:434–440
Kubota K, Mizoguchi H, Micera Y, Suda T, Takaku F (1980) A new technique for the cytochemical examination of human haematopoietic cells grown in agar gel. Exp Haemat 8:339–344
Metcalf D (1977) Hemopoietic colonies. Springer, Berlin Heidelberg New York
Salmon SE, Buick RN (1979) Preparation of permanent slides of intact colony cultures of hematopoietic and tumor stem cells. Cancer Res 39:1133–1136
Stashenko P, Nadler LM, Hardy R, Schlossman SF (1980) Characterisation of a human B lymphocyte specific antigen. J Immunol 125:1678–1685
Stein H, Tolksdorf G, Lennert K, Rodt H, Gerdes J (1981) Immunohistologic analysis of the organisation of normal lymphoid tissue and Non-Hodgkin's lymphomas. J Histochem Cytochem 28:746–760
Ziegler A, Milstein C (1979) A small polypeptide different from β_2-microglobulin associated with a human cell surface antigen. Nature 279:243–244
Ziegler A, Heining J, Müller C, Götze H, Thinnes FP, Uchańska-Ziegler B, Wernet P (submitted) Analysis by sequential immunoprecipitations of the monoclonal antibodies TÜ22, 34, 35, 36, 37, 39, 43, 58, and YD1/63. HLK directed against human HLA-class II antigens. Immunobiology

Immunzytochemische Liquorzelluntersuchung auf Poly-L-Lysin-beschichteten Objektträgern *

B. R. Kranz, E. Thiel, K. J. Bross und S. Thierfelder

Einleitung

Monoklonale Antikörper stellen ein wertvolles diagnostisches Mittel dar, das uns an Zellen der Lympho- und Hämatopoese eine differenzierte Analyse nach Zellreihenzugehörigkeit, Differenzierungsgrad und Funktionszuständen erlaubt. Sie setzt jedoch die Anwendung einer Reihe monoklonaler Spezifitäten voraus. Empfindlichkeit der Nachweismethode und auch die Zahl analysierter Zellen bestimmen dabei die Zuverlässigkeit unseres Ergebnisses. Die in der immunologischen Zelldiagnostik gebräuchlichste Methode ist die Immunfluoreszenzuntersuchung an Zellsuspensionen. Aufgrund ihres hohen Zellbedarfs von 0,5–1 Million Zellen für eine Antigenbestimmung kann diese Methode jedoch bei zellarmen Punktaten von Liquor oder Ergüssen ein zugleich differenziertes und verläßliches Ergebnis häufig nicht liefern. Dieses methodische Problem wird auch in einer kürzlich von Hauser et al. (1983) veröffentlichten immunfluoreszenzmikroskopischen Studie an Liquor bei multipler Sklerose deutlich. Eine zweite Begrenzung der Immunfluoreszenzmethodik besteht in der eingeschränkten morphologischen Beurteilbarkeit im Phasenkontrast, insbesondere auch in Anbetracht der raschen Fluoreszenzabnahme unter Beleuchtung. So können Monozyten und Granulozyten bei Bestimmung der T-Zellen fälschlich in der Negativfraktion oder bei Bestimmung Immunglobulin-tragender B-Zellen in der Positivfraktion mitgezählt werden, ebenso wie neutrophile Granulozyten fälschlich in der Fraktion c(ommon)-ALL-Antigen-positiver lymphatischer Zellen (Braun et al. 1983).

Es gibt eine Reihe von Indikationen für eine immunologische Liquorzelldiagnostik, deren klinisch wesentlichste die Differentialdiagnose zwischen ZNS-Befall bei malignen lymphatischen Systemerkrankungen und reaktiven Pleozytosen bei Meningitis oder intrathekaler Therapie ist. Wie wir an Beispielen illustrieren werden, kann hierbei die immunologische Zelldiagnostik eine sichere Diagnose ermöglichen. Darüber hinaus können wir auch von der Immunzytologie des Liquors Zusatzinformationen bei neurologischen Systemerkrankungen erwarten.

Im Hinblick auf die genannten Begrenzungen der Immunfluoreszenzmethodik soll hier auf eine Methode hingewiesen werden, die mit hoher Sensitivität und lichtmikroskopischer Morphologie eine differenzierte immunologische Zelldiagnostik auch an zellarmen Liquorpunktaten erlaubt.

---

* Mit Unterstützung des Sonderforschungsbereichs 37

Methoden

Materialien: Objektträger mit jeweils 12–18 einzelnen Reaktionsfeldern wurden wie beschrieben (Bross 1980) hergestellt: Auftropfen einer Lösung von Gummi arabicum (100 g/l) und Saccharose (100 g/l) in aqua dest., Bedeckung des ganzen Objektträgers mit wasserabstoßendem Dimethylpolysiloxan (DMPS-2x, Sigma) 15% (v/v) in Propanol mit 1,9% rauchender Schwefelsäure, Wässern der Objektträger zur Entfernung der Gummi arabicum-Saccharose-Flecke; Poly-L-Lysin (MG 150 000, Sigma) 1 mg/ml PBS pH 7,4; Glutaraldyhyd (Sigma G-5882) frisch verdünnt in PBS pH 7,4 auf eine Endkonzentration von 0,05%; Brij 56 (Sigma) nach Erwärmen verdünnt in PBS pH 7,4 auf eine Endkonzentration von 0,04% (v/v); Kaninchen-anti-TdT-Antikörper (Bethesda Research Labor., BRL 34 024); Nachweis polyklonaler (Kaninchen-)Primärantikörper im PAP-System (Sternberger et al. 1970), monoklonaler (Maus-) Primärantikörper im Einfach- und Doppel-‚Sandwich'-System mit peroxidasemarkiertem Kaninchen-anti-Maus- und Schwein-anti-Kaninchen-Immunglobulin (Dako, Boehringer/Ingelheim), absorbiert an Sepharose-gebundenem menschlichem Immunglobulin (inzwischen käuflich bei Dako); Peroxidasereaktion mit 3-Amino-9-Äthlycarbazol nach Schaefer u. Fischer (1968); Kernfärbung mit Mayer's saurem Hämalaun; Eindeckung mit Glycerin mit 15% (v/v) 0,1 M Phosphatpuffer pH 7,4 und 5% (v/v) Glutaraldehyd 25%.

Die Arbeitsschritte sind schematisch in Abbildung 1 wiedergegeben. Wesentliches Prinzip dieser Methode ist die elektrostatische Anheftung der an ihrer Oberfläche negativ geladenen Zellen an Poly-L-Lysin-beschichtete Objektträger (Mazia et al. 1975; Bross et al. 1978). Poly-L-Lysin als künstliches Polymer von Lysin besitzt bei physiologischem pH positive Ladung. Diese elektrostatische Zellbindung erlaubt

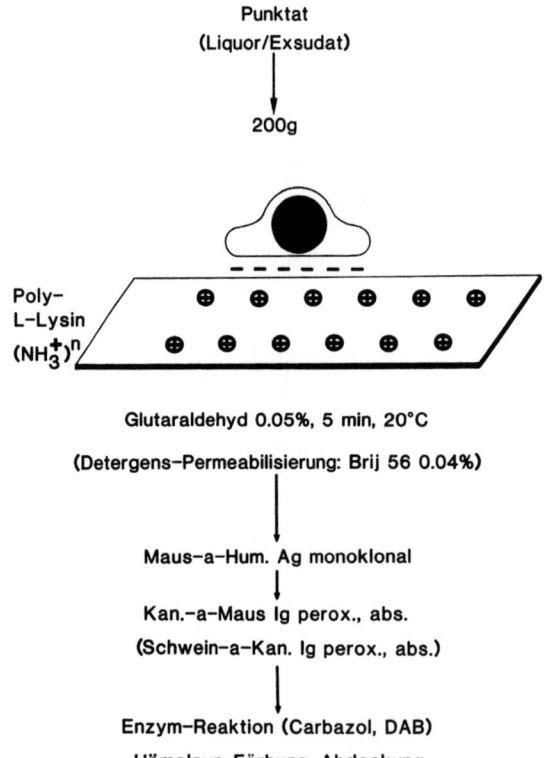

Abb. 1. Schema der immunozytochemischen Untersuchung auf Poly-L-Lysin-beschichteten Objektträgern

die Durchführung sämtlicher Zellwaschungen durch Eintauchen der Objektträger in Pufferlösung, wobei die Waschung eines Objektträgers mit seinen 18 Reaktionsfeldern der Zentrifugationswaschung von 18 Reaktionsröhrchen entspricht. Dies stellt im Vergleich zu den arbeits- und zeitaufwendigen Waschzentrifugationen in der Immunfluoreszenz eine wesentliche Vereinfachung dar. Vergleiche von Zentrifugationswaschungen mit Waschungen Poly-L-Lysin-gebundener Zellen ergaben weiterhin höhere Zellverluste bei Waschzentrifugationen. Aus diesem Grund wird nur *eine* Liquorzentrifugation zur Zellanreicherung durchgeführt, die bei Resuspendierung der Zellen in eiweißfreiem Medium ausreicht, um eine kompetitive Zellanheftungshemmung durch negativ geladene kontaminierende Eiweißmoleküle zu verhindern. Die angeschlossene Glutaraldehydfixierung dient nicht nur der Konservierung der Zellstrukturen und der Inaktivierung von Fc-Rezeptoren (Bross 1980), sondern auch einer wesentlich gesteigerten Zellbindungsfestigkeit, wahrscheinlich über eine Brückenbildung zwischen NH_2-Gruppen der Poly-L-Lysin-Moleküle und der Zelloberflächen. Versuche mit Detergentien zeigten, daß 5 min Glutaraldehyd 0,05% die minimale zellkonservierende Fixierung darstellt. Bei dieser Glutaraldehydfixierung wurde eine signifikante Antigendenaturierung nur am Schafs-Erythrozytenrezeptor menschlicher T-Zellen beobachtet, zu dessen Nachweis der monoklonale Antikörper deshalb den Zellen bereits während der Anheftung an Poly-L-Lysin zugegeben wird. Die Glutaraldehydfixierung erlaubt eine Aufbewahrung der Zellen bei 4 °C von mindestens einer Woche vor Durchführung der Antikörperinkubationen sowie unter Zusatz von DMSO ein Tieffrieren bei −90 °C zur späteren Nachuntersuchung. Anzufügen ist, daß an Poly-L-Lysin-gebundenen Zellen Latexphagozytose getestet sowie nach Antrocknen der Zellen unter Eiweißzusatz eine Pappenheim-Färbung durchgeführt werden kann ohne Einbuße an morphologischer Qualität im Vergleich zu Ausstrichsfärbungen (siehe Abbildung 8).

Die Bindung monoklonaler Antikörper wird in einer indirekten Immunperoxidasetechnik mit einem oder zwei peroxidasemarkierten Sekundärantikörpern nachgewiesen. In unserer Erfahrung entspricht die Sensitivität bei Verwendung von nur einem Sekundärantikörper in Annäherung der im PAP-System gegebenen Sensitivität, die bei Verwendung zweier peroxidasemarkierter Sekundärantikörper im Doppel-,Sandwich'-Verfahren noch um Wesentliches übertroffen wird. Diese Ergebnisse zugunsten der indirekten Peroxidasemethodik sind sicherlich von der Qualität der verwendeten Sekundärantikörper abhängig, d.h. von ihrem Markierungsgrad sowie ihrer Reinheit durch Chromatographie und Absorption Humanimmunglobulin-reaktiver Spezifitäten. Die an die Sekundärantikörper gebundene Peroxidase ergibt in der abschließenden Enzymreaktion mit Aminoäthylcarbazol als Chromogen ein wasserunlösliches rotes Reaktionsprodukt am Ort der Enzymwirkung mit guter Kontrastierung zur Hämalaun-Kernfärbung. Die Abdeckung erlaubt bei Lichtschutz eine Aufbewahrung der Präparate über Jahre ohne Verlust des Reaktionsproduktes.

Ein Nachweis *intrazellulärer* Antigene erfordert die Durchlässigkeit der Zellmembranen für die Nachweisantikörper. Im allgemeinen Gebrauch werden zur Darstellung von nukleärer terminaler Desoxynukleotidyl-Transferase (TdT) (Goldschneider et al. 1977) und von intrazytoplasmatischem Immunglobulin (Hijmans et al. 1969; Vogler et al. 1978) Fixierungen mit Methanol und Äthanol angewandt. Beide Alkoholfixative bedingen jedoch eine ausgeprägte, insbesondere bei monoklonal nachgewiesenen Epitopen meist weitgehende Antigendenaturierung, wie eigene Versuche gezeigt haben. Unter der Vorstellung, daß Alkoholfixative neben ihrer eiweißfixierenden Wirkung aufgrund ihrer Lipophilie eine Membranpermeabilisierung durch Entfernung von Membranlipiden bedingen, versuchten wir, diese angenommene Doppelwirkung von Alkoholen durch potentiell weniger antigendenaturierende Agenzien zu imitieren: Nach Vernetzung der Membranproteine durch das bifunktionelle Glutaraldehyd werden Membranlipide mit Detergentien aus dem Eiweißgerüst der Membran herausgelöst (Kranz u. Thierfelder 1983). Nach Ermittlung der minimalen Detergenskonzentration, die eine Öffnung von Zytoplasma- und Kernmembran bewirkt, wurde der Einfluß verschiedener Detergentien auf Oberflächenantigene und nukleäre TdT im Vergleich mit Alkoholfixierungen bestimmt. Brij 56, ein Detergens mit niedriger kritischer Micellenkonzentration (Helenius u. Simons 1975), zeigte die geringste Antigendenaturierung. *Abbildung 2* illustriert am Beispiel des c(ommon)-ALL-Antigens (CALLA) (Knapp et al. 1982) auf Leukämiezellen die fast vollständige Antigeninaktivierung durch Methanol im Gegensatz zum Erhalt des Oberflächenantigens unter Behandlung mit Brij 56. Bei dem Nachweis nukleärer TdT nach Detergenspermeabilisierung konnte gleichfalls eine deutlich bessere Antigenerhaltung im Vergleich zur üblichen Methanolbehandlung nachgewiesen werden. *Abbildung 3* verdeutlicht diesen Befund am Beispiel einer TdT-armen T-ALL mit sowohl geringerer Einzelzellpositivität als auch falsch niedrigem Prozentsatz positiver Zellen nach Methanolfixierung im Vergleich zur Anwendung von Brij 56. Bei 40 vergleichend mit beiden Methoden untersuchten akuten lymphatischen Leukämien vom c(ommon)- und T-ALL-Typ konnte dieser Unterschied zwischen beiden Methoden reproduzierbar nachgewiesen werden. Erwartungsgemäß war er am ausgeprägtesten bei Leukämiezellen mit *natürlicherweise* geringerem TdT-Gehalt wie T-ALL-Blasten oder infolge Aufbewahrung *artefiziell* verringertem TdT-Gehalt, d.h. geringe TdT-Mengen können durch die zusätzlich denaturierende Alkoholfixierung unter die Nachweisgrenze erniedrigt werden. Die höhere TdT-Positivität nach Detergensbehandlung ist spezifisch, wie parallel durchgeführte Bestimmungen an B-ALL- und B-CLL-Zellen als Negativkontrollen bewiesen. Bei Versuchen der Titration des in der Immunfluoreszenz unverdünnt angewandten Anti-TdT-Antiserums konnte noch bei einer Verdünnung von 1:320 TdT in c-ALL-Blasten nachgewiesen werden. Entsprechend vorläufigen Befunden erlaubt auch hier die indirekte Immunperoxidasetechnik eine Vereinfachung ohne Empfindlichkeitseinbuße durch Anwendung von nur einem peroxidasemarkierten Antikörper oder eine weitere signifikante Empfindlichkeitssteigerung bei Verwendung zweier markierter Sekundärantikörper. Neben der Permeabilisierung der Zellmembranen bewirkt Brij 56 zugleich eine Inaktivierung von endogener Myeloperoxidase, eine wesentliche Voraussetzung für den Nachweis von TdT in myeloischen Leukämien oder von zytoplasmatischen Antigenen wie Immunglobulin oder Muramidase. Vorläufige Befunde legen nahe, daß auch im Nachweis dieser zytoplasmatischen Antigene die Detergensbehandlung einer Alkoholfixierung überlegen ist.

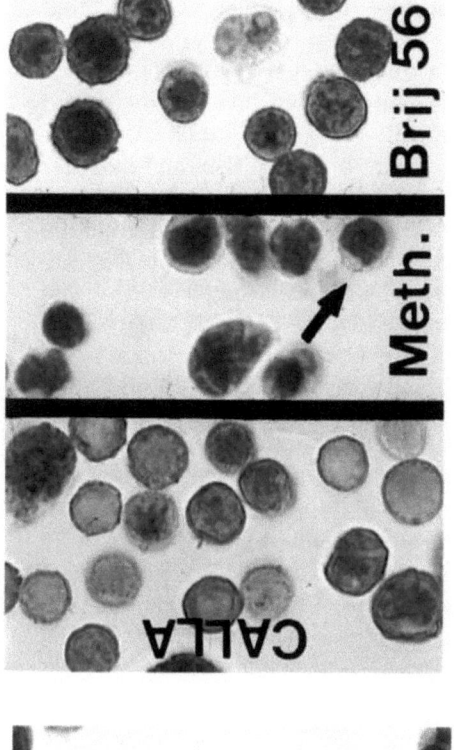

Abb. 2

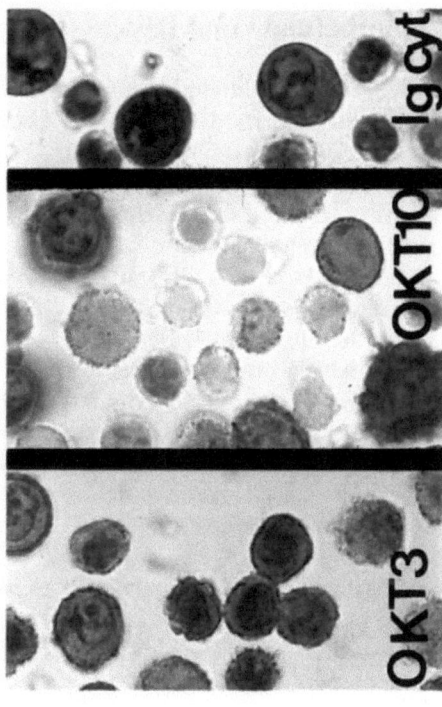

Abb. 3

Abb. 4

Abb. 2. c-All, Markierung mit monoklonalem Anti-CALLA-Antikörper: Einfluß von Methanol (*Mitte*) und Brij 56 (*rechts*) auf CALLA im Vergleich zur unbehandelten Zellpräparation (*links*). Der Pfeil (*Mitte*) weist auf die geringe Restpositivität nach Methanolbehandlung hin

Abb. 3. T-All, Markierung mit Kaninchen-Anti-TdT-Antiserum (1:10, BRL) nach Methanolfixierung (*links*) im Vergleich zur Detergenspermeabilisierung mit Brij 56 (*rechts*): Stärkere Einzelzellpositivität und höherer Prozentsatz positiver Zellen nach Detergensbehandlung

Abb. 4. Virale Meningitis: Markierung der T-Zellen mit OKT 3 (*links*), einer Subpopulation stimulierter zumeist großer T-Zellen mit OKT 10 (*Mitte*), Darstellung intrazytoplasmatisch Immunglobulin-positiver Zellen (*rechts*) nach Membranpermeabilisierung mit Brij 56 mit oben zwei Plasmablasten und unten einer Plasmazelle

Liquorbefunde und Diskussion

Im Folgenden soll diese Methodik am Beispiel von vier repräsentativen Liquorbefunden illustriert werden. *Abbildung 4* zeigt den Liquorbefund einer viralen Meningitis mit 800 Zellen/mm^3. 90% aller Lymphozyten waren positiv für OKT 3 als peripherem Pan-T-Marker mit in 10% der Morphologie großer, zu Blasten transformierter Zellen. Ein Teil der T-Zellen einschließlich der morphologisch identifizierbaren Lymphoblasten exprimierte in Abweichung vom Antigenmuster reifer unstimulierter T-Zellen zusätzlich OKT 10 (30%) und Ia (20%), vereinbar mit Befunden an *in vitro*-stimulierten Lymphozyten (Hercend et al. 1981). 4% der Lymphozyten exprimierten Immunglobulin. Davon waren 25% oberflächenpositive B-Zellen, 25% zytoplasmatisch positive morphologisch ausgereifte Plasmazellen, während 50% dieser Zellen Oberflächen- *und* Zytoplasmapositivität aufwiesen. Morphologisch waren diese Zellen große Lymphozyten mit verbreitertem Zytoplasmasaum und noch rundem, nur angedeutet lateralisiertem Kern, als Übergangsformen zwischen B- und Plasmazellen, sog. Plasmablasten, beurteilt. Die Restpopulation von Lymphozyten zeigte in 5% Expression von OKM als Marker von K-/NK-Zellen und in 0,7% Expression von CALLA. Dieser Anteil CALLA-positiver kleiner Lymphozyten war im Vergleich zu unseren Normalwerten im peripheren Blut nicht erhöht. Es muß dabei betont werden, daß eine verläßliche Ermittlung kleiner Prozentwerte positiver oder negativer Zellen die Auszählung einer großen Zahl von Zellen und eine klare, nicht durch unspezifische ‚Background'-Positivität erschwerte Trennung positiver und negativer Zellen voraussetzt. Die hier besprochene Methode erlaubt sowohl aufgrund der hohen spezifischen Positivität als auch der dichten Zellagerung (siehe Abbildung 6) eine rasche Auswertung von mindestens 1000 Zellen.

Abbildung 5 zeigt den Liquorbefund eines 10 Jahre alten Kindes 8 Monate nach Erstdiagnose eines ausgedehnt metastasierten abdominellen Non-Hodgkin-Lymphoms vom Burkitt-Typ ohne primäre Knochenmarks- oder ZNS-Beteiligung bei nun klinischer Manifestation eines ZNS-Befalls eine Woche nach Abschluß der Telekobalt-Schädelbestrahlung. Die Zellen wiesen als Folge von Therapie und/oder der Aufbewahrung während des Postversands ausgeprägt degenerative Veränderungen mit Karyopyknose und Karyorrhexis auf. 99% der Zellen zeigten diskrete Expression von CALLA, mäßige Expression von Ia sowie mit polyklonalen Anti-Immunglobulin-Antikörpern zytoplasmatische *und* Oberflächenpositivität von μ- und $\varkappa$-Ketten, während λ-Immunglobulinketten sowie nukleäre TdT nicht nachweisbar waren. Die Leichtkettenrestriktion war auch mit monoklonalen Antikörpern nachweisbar, interessanterweise jedoch nicht die μ-Kette der Blasten; hier fand sich nur eine kleine Population von unter 1% der Zellen mit starker Membranpositivität. Die auch in Abbildung 5 illustrierte Leichtkettenrestriktion bewies in diesem Fall die monoklonale, mithin maligne Proliferation von B-Zellen. Die gleichzeitige Expression von CALLA, intrazytoplasmatischem und Oberflächen-Immunglobulin entspricht dem von Findley et al. (1982) beschriebenen Phänotyp einer Übergangsform zwischen Prä-B- und B-Zellen, die Leichtkettenpositivität sowie TdT-Negativität lassen jedoch hier eine Arretierung in einem reiferen Differenzierungsstadium annehmen. Die auffällige Diskrepanz im μ-Ketten-Nachweis zwischen polyklonalen und monoklonalen Antikörpern kann nicht als Ausdruck von unterschiedlicher Nachweisempfindlichkeit gewertet werden. Das von diesem monoklonalen Antikörper erkannte Antigenepitop fand sich in normaler Expression auf der kleinen Begleitpopulation auch morphologisch unauffälliger B-Zellen, war jedoch auf den μ-Ketten der Blasten entweder nicht vorhanden oder (noch) in der Membran verborgen, dem Antikörper nicht zugänglich. Die letztere Hypothese ist mit dem Konzept einer Arretierung innerhalb des kontinuierlichen Übergangs von der Prä-B- zur B-Zelle vereinbar.

Die *Abbildungen 6 und 7* zeigen den Liquorbefund eines 9 Jahre alten Kindes mit morphologisch diagnostiziertem ZNS-Rezidiv einer immunologisch nicht klassifizierten hochleukämischen Leukämie vor 7 Jahren. Zum Zeitpunkt unserer Untersuchung hatte das Kind bereits eine intrathekale Therapie über 5 Wochen erhalten, die Liquorzellzahl war von initial 170 Zellen/mm³ auf 5 Zellen/mm³ abgefallen. Abbildung 6 illustriert bei Markierung mit dem monoklonalen Antikörper Lyt 2 (Martin et al. 1980) als einem Marker sowohl von Thymozyten als auch von reifen T-Zellen in der Übersichtsvergrößerung die Gleichmäßigkeit der Oberflächenpositivität der Mehrzahl der Zellen und deren gleichmäßig dichte Lagerung am Beispiel dieses zellarmen Liquors. Bei starker Vergrößerung (Abbildung 7) zeigen die Zellen zum Teil blastäre Morphologie mit deutlichen Nukleolen. Die Expression von HTA 1 (McMichael et al. 1979) auf diesen blastären Zellen als einem bislang nur auf Thymozyten nachgewiesenen Antigenepitop legte in diesem Fall die Diagnose eines therapeutisch bereits weitgehend eliminierten ZNS-Rezidivs einer T-ALL nahe.

Abbildung 8 zeigt den Liquorbefund einer 51 Jahre alten Patientin, die 6 Monate zuvor mit dem Bild einer peripheren Panzytopenie erstmalig zur Vorstellung gekommen war. Nach einer punctio sicca wurde eine Knochenmarksbiopsie durchgeführt, die die histopathologische Diagnose eines ‚Retikulosarkoms' ergab. Die nun aufgetretene Liquorpleozytose erlaubte die immunologische Diagnose einer c-ALL: starke Oberflächenpositivität von CALLA, Ia und des B-Linien-assoziierten Antigens BA-1 (Abramson et al. 1981) sowie nukleäre TdT-Positivität bei Negativität von myeloischen und T-Linien-Antigenen. Die in Abbildung 8 wiedergegebenen stark CALLA-oberflächenpositiven Zellen zeigen eine ausgeprägte Anisozytose von großen Blasten mit polymorphen, zum Teil tief eingeschnittenen Kernen und deutlichen Nukleolen neben kleinen, nicht sicher blastär wirkenden, aber gleichfalls CALLA-positiven Zellen. Abbildung 8 illustriert zugleich den Unterschied zwischen der immunzytochemischen, mit Hämalaun gefärbten Präparation und der nach Pappenheim gefärbten Präparation nach Antrocknen der PLL-gebundenen Zellen. Die Antrocknung der Zellen führt zur Abplattung und damit praktisch zu einem zweidimensionalen Projektionsbild, das alle morphologischen Einzelheiten der Zellen in einer, hier der photographischen Ebene vereint. In der üblichen immunzytochemischen Präparation wird dagegen durch bewußtes Vermeiden eines Antrocknens der Zellen die kugelige dreidimensionale Zellform bewahrt. Dies führt in der photographischen, nur eine Schärfenebene erfassenden Darstellung bei optischer Schnittlegung durch das Zentrum der Kerne großer Zellen dazu, daß kleine Zellen nahe oder über ihrem Scheitelpunkt getroffen werden und damit artefiziell verkleinert oder unscharf zur Darstellung kommen. Dies wird auch in den Abbildungen 4 und 7 deutlich. Am Mikroskop ist die dreidimensionale Zelldarstellung eine gewöhnungsbedürftige, nicht jedoch nachteilige Besonderheit. Mit der Mikrometerschraube kann die Zelle in ihrer Höhe ‚durchfahren' werden, was bei Erfahrung ein detaillierteres Bild entstehen läßt mit Beurteilbarkeit morphologischer Einzelheiten auch

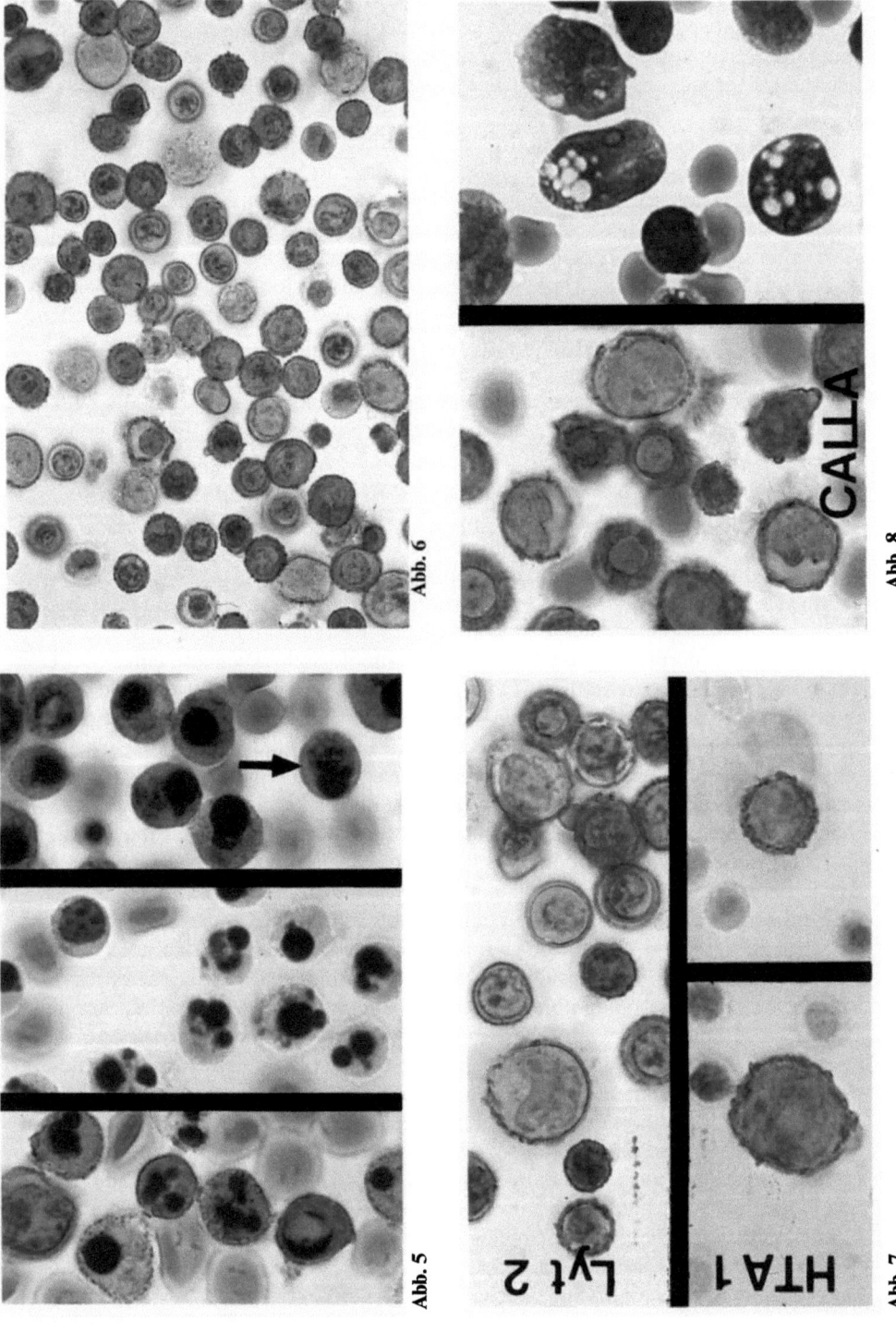

Abb. 5

Abb. 6

Abb. 7 HTA1 Lyt 2

Abb. 8 CALLA

Abb. 5. ZNS-Rezidiv eines malignen B-Lymphoms: Phänotypische Leichtkettenrestriktion mit ϰ-Kettenpositivität an Zelloberfläche (*links*) und im Zytoplasma (*rechts*, nach Membranpermeabilisierung mit Brij 56; der Pfeil zeigt auf eine Zelle mit getrennt erkennbarer Oberflächen- und Zytoplasmapositivität) bei Oberflächen- und Zytoplasmanegativität der λ-Kette (*Mitte*, gleichfalls nach Detergensbehandlung). Degenerative Zellveränderungen mit Kernödem bzw. Karyopyknose und Karyorrhexis

Abb. 6. ALL-ZNS-Rezidiv unter Behandlung. Übersichtsvergrößerung bei Markierung mit Lyt 2: Gleichmäßigkeit und Dichte der Zellagerung auf PLL-beschichtetem Objektträger bei einer Liquorprobe mit nur 5 Zellen/mm³

Abb. 7. Zellpräparation wie in Abbildung 6: Anisocytose der Lyt 2-markierten Zellen mit z. T. deutlich blastärer Morphologie (*oben*), HTA 1-Positivität zweier unterschiedlich großer Zellen (*unten*)

Abb. 8. ZNS-Rezidiv einer c-ALL: *Links* immunozytochemische Darstellung von CALLA, *rechts* Pappenheim-Färbung der auf PLL getrockneten Blasten. Die Zellvakuolisierung rechts ist Folge der Methanolfixierung im Rahmen der Pappenheimfärbung und somit in der Glutaraldehyd-fixierten immunzytochemischen Präparation links nicht gegeben

auf der Oberseite von Kern und Zytoplasmamembran. Wesentlicher für die immunzytochemische Beurteilung ist jedoch der Vorteil, granuläre Oberflächenpositivität optisch von den Granula der endogenen Myeloperoxidase trennen zu können, während sich bei an PLL angetrockneten Zellen ebenso wie an Zytozentrifugenpräparaten Oberflächenpositivität störend auf das Zytoplasma projiziert. Üblicherweise wird deshalb von uns auch keine Inaktivierung der endogenen Peroxidase durchgeführt, ein Schritt, der zu Verlust von Information und von Antigenen führen kann. Ein zweites wesentliches Argument gegen ein Antrocknen der Zellen, mithin auch gegen Zytozentrifugenpräparate, ist eine Verringerung der Empfindlichkeit im Antigennachweis. Wichtigster Faktor erscheint hierbei die Verringerung der Randhöhe infolge der Zellabplattung zu sein, da die Stärke der Randpositivität wesentlich von der Menge sich übereinanderprojizierender Reaktionsgranula bestimmt wird. Zusätzlich konnte eine Antigendenaturierung im Rahmen der Trocknung wahrscheinlich gemacht werden: Eine Trocknung PLL-gebundener und Glutaraldehyd-fixierter Zellen von nur 2 min Dauer bedingt eine deutliche Verringerung der TdT-Positivität. Im Vergleich zur Immunfluoreszenzuntersuchung an Zellsuspensionen kann auch die Immunzytochemie an Zytozentrifugenpräparaten mit kleineren Zellmengen arbeiten, ein der Abbildung 6 entsprechendes Ergebnis hinsichtlich Zellerhaltung sowie Gleichmäßigkeit und Dichte der Zellagerung ist in unserer Erfahrung jedoch bei einer Liquorzellprobe mit 5 Zellen/mm^3 mit der Zytozentrifuge nicht möglich.

Zusammenfassung

Im Vergleich zur allgemein üblichen Immunfluoreszenzuntersuchung von Zellen in Suspension vereint die immunzytochemische Antigenuntersuchung an PLL-gebundenen Zellen die folgenden Vorteile: (1) Sie kann mit einer 500fach geringeren Zellmenge arbeiten und ermöglicht damit auch eine differenzierte immunologische Untersuchung von zellarmen Punktaten, (2) sie erlaubt die gesamte immunologische Diagnostik vom Oberflächenantigen bis hin zum nukleären Antigen mit *einer* Methodik, (3) sie ergibt lichtmikroskopisch beurteilbare und für Vergleiche aufbewahrbare Präparate. Diese Vorteile werden nicht mit einer verringerten Sensitivität erkauft. Vielmehr ist die Empfindlichkeit bei Anwendung zweier peroxidasemarkierter Sekundärantikörper ungefähr 100fach höher als in der üblichen Immunfluoreszenz, wie sich aus den verwendeten Antikörperverdünnungen und vielen mit beiden Methoden parallel durchgeführten Antigenbestimmungen ergeben hat. Trotz der größeren Zahl an Arbeitsschritten erlaubt diese Methode aufgrund der vereinfachten Zellwaschungen eine effizientere Durchführung bei hoher Probenzahl. Im Vergleich zur immunzytochemischen Untersuchung an Zytozentrifugenpräparaten gilt Ähnliches: Höhere Zellausbeute, höhere Sensitivität, wesentlich einfachere Durchführung sowie eine bessere Differenzierbarkeit zwischen endogener oder zytoplasmatischer und Oberflächenpositivität bei der hier besprochenen Methode an Poly-L-Lysin-gebundenen Zellen.

Literatur

Abramson CS, Kersey JH, LeBien TW (1981) A monoclonal antibody (BA-1) reactive with cells of human B lymphocyte lineage. J Immunol 126:83–88

Braun MP, Martin PJ, Ledbetter JA, Hansen JA (1983) Granulocytes and cultured human fibroblasts express common acute lymphoblastic leukemia-associated antigens. Blood 61:718–725

Bross KJ (1980) Nachweis von Zellmembran-Antigenen mit einer Immunperoxidase-Objektträgermethode. Habilitationsschrift, Universität Freiburg/Brsg

Bross KJ, Pangalis GA, Staatz CG, Blume KG (1978) Demonstration of cell surface antigens and their antibodies by the peroxidase-antiperoxidase method. Transplant 25:331–334

Findley HW Jr, Cooper MD, Kim TH, Alvarado C, Ragab AH (1982) Two new acute lymphoblastic leukemia cell lines with early B-cell phenotypes. Blood 60:1305–1309

Goldschneider I, Gregoire KE, Barton RW, Bollum FJ (1977) Demonstration of terminal deoxynucleotidyl transferase in thymocytes by immunofluorescence. Proc Natl Acad Sci USA 74:734–738

Hauser SL, Reinherz EL, Hoban CJ, Schlossman SF, Weiner HL (1983) CSF cells in multiple sclerosis: Monoclonal antibody analysis and relationship to peripheral blood T-cell subsets. Neurology 33:575–579

Helenius A, Simons K (1975) Solubilization of membranes by detergents. Biochim Biophys Acta 415:29–79

Hercend T, Ritz J, Schlossman SF, Reinherz EL (1981) Comparative expression of T9, T10, and Ia antigens on activated human T cell subsets. Hum Immunol 3:247–259

Hijmans W, Schuit HRE, Klein F (1969) An immunofluorescence procedure for the detection of intracellular immunoglobulins. Clin Exp Immunol 4:457–472

Knapp W, Majdic O, Bettelheim P, Liszka K (1982) VIL-A1, a monoclonal antibody reactive with common acute lymphatic leukemia cells. Leukemia Res 6:137–147

Kranz BR, Thierfelder S (1983) Increased sensitivity in the immunocytochemical detection of TdT by the use of detergents on glutaraldehyde fixed cells. Immunobiol 165:305 (Abstr XV. Tag Ges Immunol Berlin 5.–8.10.1983)

Martin PJ, Hansen JA, Nowinski RC, Brown MA (1980) A new human T-cell differentiation antigen: Unexpected expression on chronic lymphocytic leukemia cells. Immunogenet 11:429–439

Mazia D, Schatten G, Sale W (1975) Adhesion of cells to surfaces coated with polylysine. J Cell Biol 66:198–200

McMichael AJ, Pilch JR, Galfré G, Mason DY, Fabre JW, Milstein C (1979) A human thymocyte antigen defined by a hybrid myeloma monoclonal antibody. Eur J Immunol 9:205–210

Schaefer HE, Fischer R (1968) Der Peroxidasenachweis an Ausstrichpräparaten sowie an Gewebsschnitten nach Entkalkung und Paraffineinbettung. Klin Wschr 46:1228–1230

Sternberger LA, Hardy PH Jr, Cuculis JJ, Meyer HG (1970) The unlabeled antibody-enzyme method of immunohistochemistry. Preparation and properties of soluble antigen-antibody complex (horseradish peroxidase-antihorseradish peroxidase) and its use in identification of spirochetes. J Histochem Cytochem 18:315–333

Vogler LB, Crist WM, Bockman DE, Pearl ER, Lawton AR, Cooper MD (1978) Pre-B-cell leukemia. A new phenotype of childhood lymphoblastic leukemia. N Engl J Med 298:872–878

Markierung epithelialer Tumorzellen in zytologischen Präparaten mit monoklonalen Antikörpern unter Verwendung einer verstärkten indirekten Immunperoxidasemethode

J. Mezger, B. Holzmann, H. Arnholdt, G. Riethmüller und D. Huhn

Einleitung

Immunologische Markeruntersuchungen haben in der klinischen Diagnostik große Bedeutung erlangt. Wir haben in unserem Labor monoklonale Antikörper in Verbindung mit einer Immunperoxidasemethode erprobt. Diese Untersuchung sollte die folgenden Punkte beleuchten:

1. Läßt sich die bisher am meisten verwendete Fluoreszenztechnik durch eine modifizierte Immunperoxidasemethode verbessern? Eine Immunperoxidasemethode hätte den Vorteil, daß die Membranmarkierung mit einer Kern- und Zytoplasmafärbung zu verbinden ist, und daß hierdurch die Morphologie der markierten Zelle besser zu beurteilen ist. Weiterhin können die markierten Präparate über einen beliebig langen Zeitraum aufbewahrt und jederzeit nachbefundet werden.
2. Läßt sich durch eine derartige immunologische Markeruntersuchung die Beurteilung zytologischer Präparate zuverlässiger sichern? In Präparaten, die verschiedenartigste Zellen enthalten, ist es wichtig, neben der Membranmarkierung die Morphologie der einzelnen Zelle beurteilen zu können. Dies trifft insbesondere zu für zytologische Präparate von Exsudaten, Liquor, Knochenmark und in bestimmten Fällen auch Blut.
3. Lassen sich ohne großen Zeitaufwand mit einer derartigen Methode neu gewonnene monoklonale Antikörper auf ihre Spezifität hin untersuchen?
Bei der Verwendung der hier geschilderten Immunperoxidasemethode lassen sich zytologische Präparate, die mit anderen Methoden genauer analysiert wurden, über einen langen Zeitraum in gefrorenem Zustand aufbewahren und können dann jederzeit für die Durchtestung neuer Antikörper herangezogen werden.

Material und Methoden

Zellinien: Die verwendeten Zellinien zeigen die Tabellen 1 und 2. Die Melanomzellinien stammen aus dem Institut für Immunologie der Universität München, die Hodenteratomzellinie von Professor Rabes vom Pathologischen Institut der Universität München, die SV 40-transformierte Fibroblastenlinie von Professor Valet vom Max-Planck-Institut für Biochemie in München und die lymphoblastoiden Zellinien von Dr. Kummer vom Institut für Hämatologie der GSF in München.

Leukämische Zellen: Leukämische Zellen wurden von drei zytochemisch und durch Membranmarker klar definierten Leukämien verwendet, und zwar einer B-CLL, einer c-ALL und einer AML.

Tabelle 1. Untersuchte lymphoide Zellinien

Zellinie	Ursprungsmaterial	Marker
Reh	O-All	–
Wernitz	EBV-transf. Lympho.	B
Staudte	EBV-transf. Lympho.	B
Daudi	Burkitt's Lymphom	B
Raji	Burkitt's Lymphom	B
Wichmann	Burkitt's Lymphom	B
Jurkat		T
1301 TK		T
K 562	Blastenkrise CML	

Tabelle 2. Untersuchte nicht lymphoide Zellinien

Zellinie	Ursprungsmaterial	Institut
SK Mel 28	Melanom	Immunol. Mchn.
Mel JuSo	Melanom	Immunol. Mchn.
DP 83	Hodenteratom	Patho. Mchn.
SV 40-WI 138	Fibroblasten	MPI Mchn.

Tabelle 3. Grunderkrankungen bei den Exsudaten

- 8 Mamma-Ca.
- 8 Ovarial-Ca.
- 4 Gastro-Intestinal-Ca.
- 3 Bronchial-Ca.
- 2 Weichteil-Sa.
- 1 T-ALL
- 3 Stauungserguß

Exsudate: Untersucht wurden Exsudate von 29 verschiedenen Patienten. Die Grunderkrankungen dieser Patienten zeigt Tabelle 3. 26mal handelte es sich um maligne Grunderkrankungen und dreimal um benigne Grunderkrankungen.

Färbungen, Zytochemie: Von allen untersuchten Zellen und Zellinien wurden eine Pappenheimfärbung und zytochemisch die PAS-Reaktion, die Peroxidase-Reaktion [6] und der Nachweis der sauren α-Naphthyl-Acetat-Esterase [3] gemacht.

Zytologische Beurteilung: Die Beurteilung, ob die untersuchten Exsudate maligne Zellen enthielten, erfolgte am Pappenheim- und am PAS-gefärbten Zytozentrifugenpräparat zunächst durch zwei unabhängige, im Zweifelsfall durch einen dritten unabhängigen Untersucher. Es wurde in die Kategorien positiver, fraglicher und negativer Nachweis maligner Zellen eingeteilt (Tabelle 3).

Antikörper: Die für die Markierungen verwendeten monoklonalen Antikörper zeigt Tabelle 4. Einzelheiten ihrer Herstellung sind an anderer Stelle veröffentlicht [4, 5]. Bis auf den Antikörper P 3-58 (IgM) gehören sie alle zur Klasse IgG.

Tabelle 4. Verwendete Antikörper

AK	zur Immunisierung verwendete Zelle
T 61	T-CLL (Pan-T u. B-CLL)
M 522	T-CLL (zytotox. T; myelomonoz.)
1575	Melanomzellinie
1595	Melanomzellinie
P 3-58	native Melanomzellen
MPC 11	Mäusemyelom (Kontrolle)

Immunperoxidasereaktion: Die einzelnen Schritte der Immunperoxidasereaktion sind zusammengefaßt: Separation der zu untersuchenden Zellen über Ficoll, Fixierung in Azeton, Einfrieren bei $-20\,°C$ und Aufbewahren gegebenenfalls über einen Zeitraum von mehreren Monaten, Immunperoxidasefärbung, Gegenfärben mit Hämalaun. Das Prinzip der doppelten Immunperoxidasereaktion zeigt Abb. 1.

Herstellung der Zellsuspension: Antikoagulation durch Benetzen der Spritze oder des Röhrchens mit Heparin. Anreicherung der Exsudatzellen oder der leukämischen Zellen durch Zentrifugation über Ficoll: 3 Teile Ficoll werden mit 4 Teilen des Untersuchungsmaterials vorsichtig überschichtet und 30 min bei 400 g zentrifugiert. Zellring mit Pasteurpipette abheben und 2 mal in PBS auswaschen. Bei diesen letzteren „Auswasch-Zentrifugationen" lassen sich Thrombozyten besonders gründlich entfernen, wenn in folgender Weise zentrifugiert wird: 1. bei 250 g 10 min; 2. bei 100 g 10 min. Die Zellen aus Kulturen wurden lediglich 2mal in PBS gewaschen.

Herstellung der Zytozentrifugenpräparate: Die Zellen werden in PBS mit Zusatz von 5% FCS (fötales Kälberserum) auf eine Konzentration von $1-2\times10^5$/ml eingestellt. Jeweils 0,2 ml werden in eine Küvette der Zytozentrifuge gegeben und bei 1000 RPM 10 min zentrifugiert. Die Zytozentrifugenpräparate werden luftgetrocknet, 10 min bei Zimmertemperatur mit Azeton fixiert, 30 min bei $35\,°C$ im Brutschrank getrocknet und sodann bei $-20\,°C$ eingefroren. Die gefrorenen Präparate können über einen Zeitraum von mindestens 3 Monaten aufbewahrt werden.

Spezifische Inkubation: Die Zytozentrifugenpräparate werden aufgetaut und in Puffer A (PBS plus 10% FCS und 10% bovines Serumalbumin) in eine Küvette 30 min

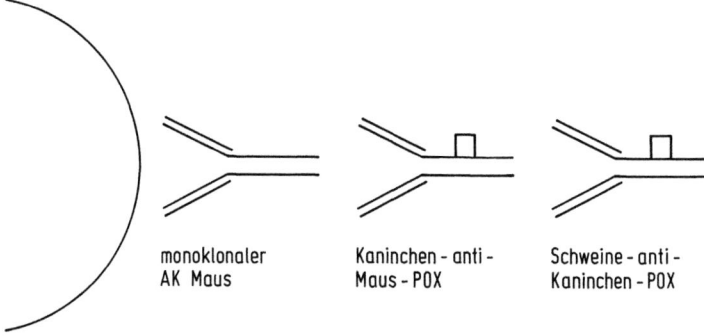

Abb. 1. Prinzip der doppelten Immunperoxidasemarkierung

bei Zimmertemperatur gestellt; Objektträger abtropfen lassen. Die auf den Objektträger aufzentrifugierten Zellen werden mit der Lösung des monoklonalen Antikörpers überschichtet (20 µl ist ausreichend) und 60 min bei Zimmertemperatur in einer feuchten Kammer inkubiert. Die Objektträger werden in Puffer A in einer Küvette 3×5 min gewaschen; abtropfen lassen.

Erste Markierungsinkubation: Der Peroxidase-konjugierte Kaninchen-anti-Maus-Antikörper (Fa. Dako) wird 1:50 in Puffer B (Puffer A, plus 5% humanes AB-Serum) verdünnt. Die Zellen auf dem Objektträger werden mit der Antikörperlösung in einer feuchten Kammer 30 min bei Zimmertemperatur inkubiert. Anschließend in Puffer A 3×5 min waschen und abtropfen lassen.

Zweite Markierungsinkubation mit dem Peroxidase-konjugierten Schweine-anti-Kaninchen-Antikörper (Fa. Dako) (Verdünnung 1:50 in Puffer B; Inkubation 30 min bei Zimmertemperatur, wie oben beschrieben); dann 3×5 min in PBS waschen.

Peroxidase-Reaktion: Inkubation für 5 min in einer Diaminobenzidin-HCl-Lösung: 500 µg/ml Diaminobenzidin-HCl in PBS und 0,003% H_2O_2; vor Gebrauch frisch ansetzen. pH wurde bei diesem Ansatz nicht berücksichtigt; eine bei pH 7,6 und Lösung in Tris-Puffer durchgeführte Reaktion ergab identische Ergebnisse. Gegenfärbung mit Hämalaun oder verdünnter Giemsa-Lösung. Die Färbelösung kann je nach gewünschter Färbeintensität variiert werden (10–20 min). Anschließend in Aqua dest. spülen. Eindecken in Eukitt.

Technische Auswertung: Die Präparate wurden in einem normalen Durchlicht-Mikroskop untersucht. Die Auswertung kann mit Öl-Immersion und einem Objektiv mit 40facher Vergrößerung erfolgen.

Ergebnisse

In Vorversuchen waren die Konzentrationen der monoklonalen Antikörper und der Peroxidase-konjugierten Markierungsantikörper so variiert worden, daß in einem Plateau gearbeitet werden konnte, daß also Änderungen der Antikörperkonzentration keine Änderung der Färbeintensität mehr bewirkten.

Positive Zellen zeigten eine deutlich erkennbare, ringförmige Markierung zusammen mit einer schwächeren zytoplasmatischen Anfärbung. Diese von uns als positiv gewerteten Färbungen unterschieden sich deutlich von den Kontrollversuchen, bei denen der monoklonale Antikörper durch das Myelomprotein MPC 11 ersetzt worden war. (Abb. 2). Wie die Vorversuche zeigten, war die Färbung deutlicher, wenn eine zusätzliche zweite Markierungsinkubation mit einem Peroxidase-konjugierten Schweine-anti-Kaninchen-Antikörper vorgenommen worden war, ohne daß die unspezifische Anfärbung der Kontrollen nennenswert zunahm.

Nachweis der α-Naphthyl-Acetat-Esterase: Etwa 75% der Lymphozyten der Exsudate zeigten eine fleckförmige („dot-like") Reaktion.

Nachweis der endogenen Peroxidase: In allen untersuchten Zellen konnte nach Ficoll-Separation und Einfrieren keine endogene Peroxidaseaktivität mehr nachgewiesen werden.

Reaktionsmuster der Zellinien und leukämischen Zellen: Das Reaktionsmuster der Zellinien und leukämischen Zellen mit den monoklonalen Antikörpern zeigt

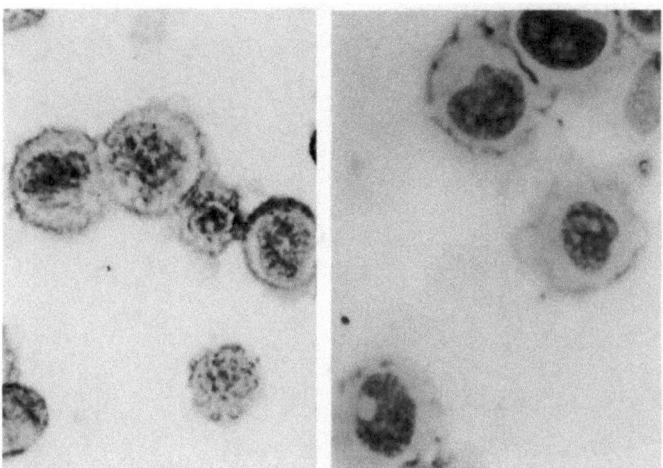

Abb. 2. Melanomzellinie Mel JuSo. Rechts: Antikörper 1575, Zellen ringförmig und zytoplasmatisch markiert. Links: Myelomprotein MPC 11, negative Kontrolle

Tabelle 5. Reaktionsmuster der Zellinien und leukämischen Zellen

Zellen	T 61	M 522	1575 1595	P 3-58
Melanom SK 28	–	–	–	+
Melanom JuSo	–	–	+	–
Hoden-T. DP 83	–	–	–	–
Fibroblasten	–	–	–	–
T-lymphobl.	+	–	–	–
B/O-lymphobl.	–	–	–	–
B-CLL	+	–	–	–
c-ALL	–	–	–	–
AML	–	–	–	–

die Tabelle 5. Der Antikörper T 61 reagierte nur mit den T-lymphoblastoiden Zellinien und den Zellen der B-CLL. Der Antikörper M 522 reagierte mit keiner der Test-Zellinien, aber bei den reiferen Leukozyten der Leukämiefälle mit einer kleineren Untergruppe lymphatischer Zellen, die morphologisch an die sogenannten „large granular lymphocytes" denken ließen, sowie mit reiferen myelomonozytären Zellen. Die Antikörper 1575 und 1595 reagierten nur mit einer Melanomzellinie, der Antikörper P 3-58 mit der anderen Melanomzellinie.

Reaktionsmuster der Exsudate: Das Reaktionsmuster der verschiedenen Zellgruppen der Exsudate ist in Tabelle 6 dargestellt. In allen untersuchten Fällen reagierten lediglich Lymphozyten mit dem Antikörper T 61, wobei etwa ¾ der lymphatischen Zellen positiv waren (Abb. 3). Von den Mesothelien sowie Monozyten und

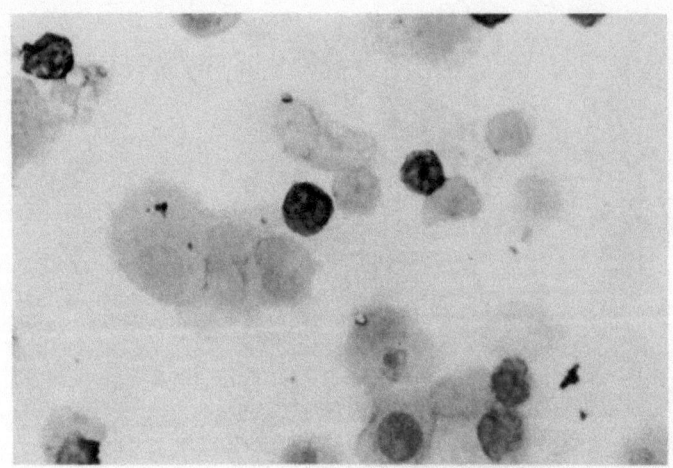

Abb. 3. Aszites bei Leberzirrhose, Antikörper T 61. Lymphozyten positiv, Mesothelien negativ

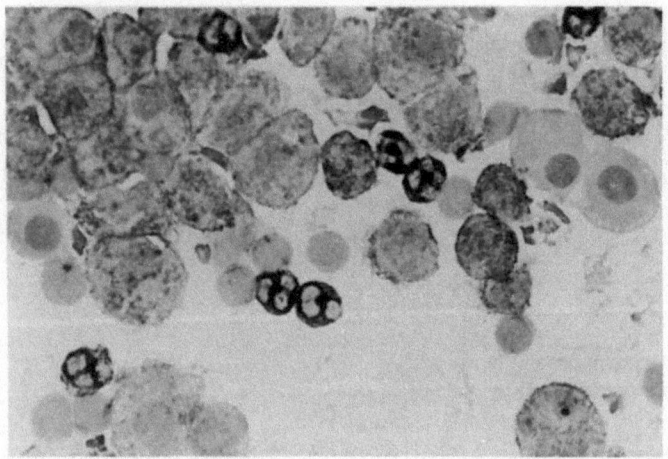

Abb. 4. Aszites bei Leberzirrhose, Antikörper M 522. Granulozyten stark positiv, Mesothelien, Histiozyten und Monozyten überwiegend positiv, selten negativ, Lymphozyten negativ

Tabelle 6. Reaktionsmuster der Exsudatzellen

Exsudatzellen	T 61	M 522	1575 1595	P 3-58
Mesothelien Mono./Histio.	–	+(ca. 75%)	+(ca. 75%)	+(ca. 25%)
Lymphozyten	+(ca. 75%)	–/+	–	–
Granulozyten	–	+	–	–
maligne Zellen	–	–/+	–/+	–/+

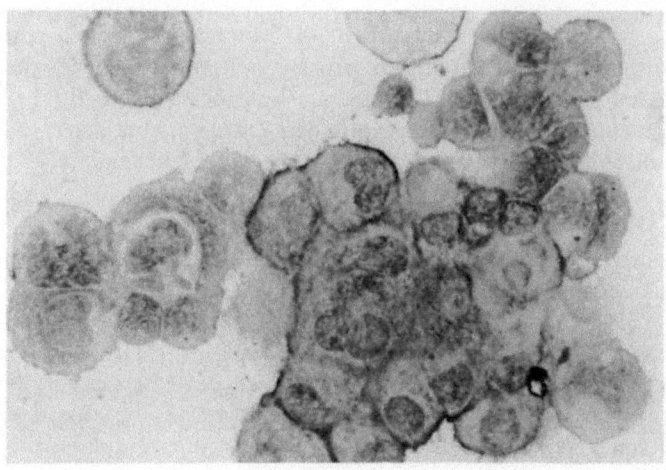

Abb. 5. Pleuraerguß bei kleinzelligem Bronchial-Carcinom, Antikörper M 522. Mesothelien positiv, Karzinomzellen negativ

Histiozyten reagierten in allen untersuchten Fällen etwa 75% dieser Zellen mit den Antikörpern M 522, 1575 und 1595 (Abb. 4). Einzelne dieser Zellen reagierten auch mit dem Antikörper P 3-58, Granulozyten reagierten ausnahmslos gegen den Antikörper M 522 (Abb. 4). Die malignen Zellen waren in der Mehrzahl der Versuchsansätze negativ (Abb. 5). In etwa einem Drittel der untersuchten Karzinomfälle reagierten die malignen Zellen einheitlich mit den Antikörpern 1575 und 1595. Nur zwei der untersuchten Karzinomfälle reagierten deutlich gegen den Antikörper P 3-58.

Diskussion

1. Es sollte die Frage geklärt werden, ob sich mit der verwendeten Immunperoxidasemethode an zytologischen Präparaten eine Färbung erreichen läßt, die in ihrer Spezifität und Auswertbarkeit einer Fluoreszenzmarkierung ebenbürtig ist.

Nach der beschriebenen Immunperoxidasereaktion waren positive Zellen deutlich erkennbar ringförmig markiert und zeigten zusätzlich eine schwächere zytoplasmatische Anfärbung. Mit der zweiten Markierungsinkubation mit einem Peroxidasekonjugierten Schweine-anti-Kaninchen-Antikörper konnte die Färbeintensität positiver Zellen deutlich gesteigert werden, ohne daß die unspezifische Anfärbung der Kontrollen nennenswert zunahm.

Ohne daß die endogene Peroxidase der untersuchten Zellen, z. B. der Granulozyten, in einem besonderen Präparationsschritt gehemmt worden wäre, ließ sich keine solche Aktivität nachweisen. Wahrscheinlich führen bereits die Ficoll-Isolierung oder das Einfrieren zum Verschwinden dieser Aktivität. Um die Spezifität der Färbungen zu überprüfen, hatten wir uns eine Palette verschiedenartiger einheitlicher und bezüglich ihrer Antigeneigenschaften voruntersuchter Zellpopulationen ausgesucht.

Zur Immunisierung waren für den Antikörper T 61 leukämische Zellen einer T-CLL verwendet worden. Es handelt sich um einen Pan-T-Antikörper, der dem käuflichen monoklonalen Antikörper OKT 1 in seiner Spezifität entspricht [5]. Er reagierte erwartungsgemäß mit den T-lymphoblastoiden Zellinien, aber auch – wie aus der Literatur [5] und Vorversuchen mit der Fluoreszenztechnik bekannt ist – mit Zellen der B-CLL.

Der Antikörper M 522 war durch Immunisierung mit leukämischen Zellen einer anderen T-CLL entwickelt worden. Diese leukämischen Zellen zeigten in vitro die Aktivität von natural killer cells [4]. Der Antikörper M 522 reagierte mit keiner unserer Test-Zellinien. Wir sahen aber in den Versuchen mit Exsudatzellen und auch bei reiferem myeloischen Zellen der Leukämiefälle eine Reaktion 1. mit einer kleinen Untergruppe lymphatischer Zellen, die nach Angaben der Literatur [4] den „large granular lymphocytes" oder „natural killer cells" entsprechen könnten; 2. eine Reaktion mit reiferen myelomonozytären Zellen sowie – interessanterweise – auch mit Pleura- und Peritonealmesothelien.

Daß die gegen Melanomzellinien bzw. gegen natives Melanommaterial gebildeten Antikörper 1575, 1595 und P 3-58 nur mit je einer der beiden untersuchten Melanomzellinien reagierten, ist aufgrund früherer Untersuchungen [2] gut verständlich. Hier konnte gezeigt werden, daß auch in Gefrierschnitten von nativem Melanommaterial jeweils nur ein bestimmter Anteil der malignen Zellen mit diesen Antikörpern reagierte.

2. Weiterhin sollte untersucht werden, ob die verwendete Immunperoxidasemethode in der klinischen Diagnostik bei der Beurteilung von zytologischen Präparaten sinnvoll eingesetzt werden kann.

Erwartungsgemäß reagierten in allen untersuchten Fällen lediglich Lymphozyten mit dem gegen die T-Lymphozyten-Subpopulation gerichteten Antikörper T 61. Etwa ¾ der lymphatischen Zellen waren deutlich positiv. Bei einem etwa gleichen Anteil der Lymphozyten war die Reaktion der α-Naphthyl-Acetat-Esterase „dot-like" positiv, was für die Subpopulation der Helfer-T-Zellen typisch sein soll [1]. Etwa 75% der Mesothelien sowie Monozyten und Histiozyten reagierten in allen untersuchten Fällen mit dem gegen myelomonozytäre Zellen gerichteten Antikörper M 522, sowie aber auch mit den durch Immunisierung mit einer Melanomzellinie gebildeten Antikörpern 1575 und 1595. Einzelne dieser Zellen reagierten auch mit dem gegen natives Melanomaterial gebildeten Antikörper P 3-58. Granulozyten reagierten ausnahmslos und erwartungsgemäß gegen den Antikörper M 522.

Daß in einem Teil der untersuchten Karzinomfälle die malignen Zellen einheitlich mit den drei gegen Melanomzellen gerichteten Antikörpern reagierten, bestätigt frühere Untersuchungen mittels Immunfluoreszenz und Autoradiographie [2]. Die diagnostische Brauchbarkeit dieser Antikörper ist jedoch begrenzt, da sie auch mit normalen mesenchymalen Zellen reagieren können, und andererseits bei den getesteten malignen Zellen nur gelegentlich positiv reagierten.

In der klinischen Diagnostik könnte die fehlende Reaktion mit dem gegen myelomonozytäre Zellen gerichteten Antikörper M 522 eine gewisse Hilfe bei der Erkennung maligner Zellverbände sein.

Mit der Entwicklung weiterer monoklonaler Antikörper, die mit größerer Spezifität maligne Zellen erkennen, dürfte die hier vorgestellte Methode zu einer zuverlässigeren Diagnose maligner Erkrankungen aus zytologischen Präparaten geeignet sein.

3. Wir wollten schließlich zu der Frage Stellung nehmen, ob die hier angewandte Immunperoxidasemethode bei der Durchtestung neu gewonnener monoklonaler Antikörper nützlich sein kann.

Wir möchten diese Frage aus folgenden Gründen bejahen: Es läßt sich ein Vorrat eingefrorener Zytozentrifugenpräparate anlegen, die dann jederzeit für derartige Testungen verwendet werden können. Diese Präparate können so ausgewählt werden, daß sie Vorläuferzellen der Granulozyto- und Monozytopoese, definierte Subpopulationen lymphatischer Zellen oder andere benigne und maligne Zellen enthalten.

Literatur

1. Grossi CE, Webb SR, Zicca A, Lydyard PM, Moretta L, Mingari MC, Cooper MD (1978) Morphological and histochemical analyses of two human T-cell subpopulations bearing receptors for IgM or IgG. J Exp Med 147:1405–1417
2. Johnson JP, Demmer-Dieckmann M, Meo T, Hadam MR, Riethmüller G (1981) Surface antigens of human melanoma cells defined by monoclonal antibodies. I. Biochemical characterization of two antigens found on cell lines and fresh tumors of diverse origin. Eur J Immunol 11:825–831
3. Kulenkampff J, Janossy G, Greaves MF (1977) Acid esterase in human lymphoid cells and leukaemic blasts: a marker for T lymphocytes. Brit J Haematol 36:231–240
4. Lohmeyer J, Rieber P, Feucht H, Johnson JP, Hadam M, Riethmüller G (1981) A subset of human natural killer cells isolated and characterized by monoclonal antibodies. Eur J Immunol 11:997–1001
5. Rieber P, Lohmeyer J, Schendel DJ, Göttlinger H, Brodmann S, Rank G, Heydecke S, Kopp E, Riethmüller (1984) Characterization of functional human T cell subsets by monoclonal antibodies. In: Bernard A, Boumsell L, Dausset J, Milstein C, Schlossmann SF (eds) Human leucocyte markers detected by monoclonal antibodies. Springer Berlin, Heidelberg, New York, p 303–311
6. Schäfer HE, Fischer R (1968) Der Peroxidasenachweis an Ausstrichpräparaten sowie an Gewebsschnitten nach Entkalkung und Paraffineinbettung. Klin WS 4:1228–1230

Immunstimulation mit Corynebacterium Parvum beim metastasierenden Mammakarzinom: Ergebnisse einer randomisierten multizentrischen Studie (11/77)

D. Fritze, W. Queißer, H. J. Illiger, R. Becher, H. J. Senn, A. C. Mayr, W. F. Jungi, P. Drings, M. Westerhausen, B. Massner, U. Abel und L. Edler

Tierexperimentelle Studien haben gezeigt, daß Corynebacterium parvum (CP) ein potentes immunologisches Stimulans ist. CP verhinderte das Wachstum primärer, metastasierender und transplantabler syngener Tumoren [3]. Unsere randomisierten Vorstudien der Kombinationschemotherapie mit Vincristin, Adriamycin, Cyclophosphamid (VAC) und anschließend 5-Fluorouracil, Methotrexat und Cyclophosphamid (FMC) hatten ergeben, daß eine Dosis von 5 mg/m² CP subkutan am Tag 1 eines jeden Chemotherapiezyklus weder die Responserate noch die Dauer der Remissionen und medianen Überlebenszeiten verbesserte [1].

Auf Grund von Beobachtungen an experimentellen Tiertumoren hätte man jedoch argumentieren können, daß die Erfolge und Fehlschläge der bisherigen Immuntherapie vom Zeitpunkt und der Route der Applikation des Immunstimulans abhängen könnten. Aus diesen Gründen initiierten wir die nun vorliegende vierarmige randomisierte Studie. Die Endresultate werden hier zusammengefaßt dargestellt.

Patienten und Methoden

Von Januar 1978 bis Dezember 1980 wurden 222 Patientinnen mit metastasierenden Mammakarzinomen in die Studie aufgenommen. Patientinnen unter 75 Jahren mußten die folgenden Auswahlkriterien erfüllen: histologisch gesichertes Mammakarzinom; meßbare Tumorparameter; eine Lebenserwartung von mehr als 4 Wochen; Leukozytenwerte über 4000/mm³; Thrombozytenwerte über 100 000/mm³; keine vorbestehende Herzerkrankung; normale Serumkreatininwerte; Bilirubin im Serum unter 5 mg%; keine ablative oder additive Hormontherapie in den letzten 8 Wochen vor Studienbeginn, es sei denn die Metastasierung war dramatisch progredient; keine zytostatische Vortherapie mit Vincristin, Adriamycin und Cyclophosphamid (VAC).

Statistische Analysen

Die Patientinnen, die sich nach diesen Kriterien für die Studie eigneten, wurden aus den Tumorzentren in Heidelberg, Mannheim, Essen, Bonn, Berlin, Duisburg und St. Gallen in einen der vier Arme der Studie eingebracht. Wie in der Vorstudie [1] erfolgte die Randomisation durch Öffnen kodierter und verschlossener Briefumschläge. Zusätzlich zur VAC/FMC Chemotherapie erhielten die Patientinnen entweder eine subkutane (SC) oder eine intravenöse (IV) Immunstimulation mit CP entweder am Tag 1 oder am Tag 14 eines jeden Chemotherapiezyklus. Die Patientinnen wurden entsprechend ihrem Menopausenstatus stratifiziert. Die Dauer der

Remissionen und die Überlebenszeiten wurden nach der Methode von Kaplan und Meier bestimmt. Die jeweiligen Mediane wurden mit Hilfe der resultierenden Kurvenverläufe geschätzt. Statistische Unterschiede wurden mit Hilfe des Log Rank Tests errechnet. Das Coxsche Regressionsmodell wurde angewendet, um den prognostischen Wert mehrerer klinisch relevanter Faktoren zu überprüfen. Außerdem wurde der Wilcoxon Rank Sum Test angewendet. Die statistischen Analysen wurden in Zusammenarbeit mit Drs. U. Abel und L. Edler (Abteilung für Biostatistik, Deutsches Krebsforschungszentrum Heidelberg) mit Hilfe der entsprechenden Rechenprogramme durchgeführt.

Therapie

Die Polychemotherapie bestand aus 6 monatlichen Zyklen von Vincristin (1,0 mg/m^2 IV, Tag 1), Adriamycin (50 mg/m^2 IV, Tag 1) und Cyclophosphamid (150 mg/m^2 per os, Tag 2–6). Nach 6 Monaten wurden alle Patientinnen mit monatlichen Zyklen von 5-Fluorouracil (600 mg/m^2 IV, Tag 1), Methotrexat (30 mg/m^2 IV, Tag 1) und Cyclophosphamid (150 mg/m^2 per os, Tag 2–6) bis zur dokumentierten Tumorprogression behandelt. Anschließend konnte erneut auf eine Adriamycinhaltige Kombination umgestellt werden, danach war die zytostatische Therapie „frei". Patientinnen, denen subkutane Injektionen von CP (2,0 mg/m^2) zugewiesen worden waren, erhielten diese entweder am Tag 1 oder am Tag 14 eines jeden Chemotherapiezyklus. Patientinnen, denen intravenöse Injektionen von CP (zu Beginn 0,1 mg IV, beim nächsten Zyklus die doppelte Dosis bis zur Höchstdosis von 2,0 mg IV) zugewiesen worden waren, erhielten diese entweder am Tag 1 oder am Tag 14 eines jeden Chemotherapiezyklus. Die Präparation des CP (Coparvax) wurde uns freundlicherweise von Wellcome Company zur Verfügung gestellt. – Die Dosen der Zytostatika wurden entsprechend der hämatologischen Toxizität modifiziert [1]. Die lokale und systemische Toxizität des CP erforderte eine Reduktion von 50% und mehr der vorausgehenden Dosis. Schüttelfrost und Fieber wurden mit Antipyretika und Corticosteroiden behandelt, sofern notwendig. Die Remissionskriterien entsprachen denen der SAKK [1].

Ergebnisse

Remissionsstatus und Survival

Von den 222 Patientinnen, die in die Studie aufgenommen werden konnten, konnten 214 (96%) ausgewertet werden. 8 Patientengruppen waren nicht auswertbar, weil sie entweder nicht die Kriterien für die Aufnahme in die Studie erfüllt hatten oder die Therapie abbrachen.

Tabelle 1 zeigt, daß die Patientinnen in den 4 Behandlungsgruppen (A–D) hinsichtlich ihrer klinischen Charakteristika recht gut vergleichbar waren. Hinsichtlich der Frühtodesfälle (2–4 Patientinnen pro Gruppe) innerhalb der ersten 56 Tage nach Chemotherapiebeginn, des medianen Alters (53–57 Jahre), des Menopausenstatus (47–49 Patientinnen pro Gruppe postmenopausal), der Vortherapie und Lokalisation der Metastasen fanden sich keine signifikanten Unterschiede. Das mediane krankheitsfreie Intervall zum Zeitpunkt der Mastektomie bis zum Datum der Randomisation schien etwas länger für Patientinnen zu sein, die CP am Tag 14 sub-

Tabelle 1. Klinische Charakteristika VAC/FMC Chemotherapie mit Corynebacterium parvum (CP)

	A Tag 1, CP CS	B Tag 14, CP SC	C Tag 1, CP IV	D Tag 14, CP IV
Auswertbar	55	51	53	55
Frühtodesfälle	3	4	3	2
Medianes Alter	57,4	55,8	56,3	53,1
prämenopausal	6	3	6	5
Vortherapie:				
Bestrahlung	34	27	37	35
Hormontherapie	4	6	2	5
Zytostatika	4	5	4	7
Krankheitsfreies				
Intervall (DFI)	23	40	27	21 Monate
Lokalisation der				
Metastasen:				
lokoregional	29	23	33	26
Skelett	45	38	44	43
Nur Skelett	11	7	9	10
Pleuro-pulmonal	34	37	18	31
Leber/Peritoneum	12	11	20	17
ZNS	7	9	6	7
Ein Hauptorgan	23	15	22	20
Mehrere Hauptorgane	32	36	31	35

Tabelle 2. Remissionsraten (%) u. Remissionsdauer

	A	B	C	D	x̄
Komplette Remissionen (CR)	7	8	6	4	6
Partielle Remissionen (PR)	37	24	43	27	33
Keine Änderung (NC)	33	38	26	36	34
Tumor-Progression	22	30	25	33	27
Mediane Dauer (Monate)	13,8	9,1	12,6	10,5	11,5

kutan erhielten. Mittels Kruskal Wallis und Wilcoxon Tests ließen sich signifikante Unterschiede jedoch nicht sichern.

Tabelle 2 zeigt, daß die Rate kompletter Remissionen (4–8%) und partieller Remissionen (24–43%) in den 4 Behandlungsgruppen statistisch nicht unterschiedlich ausfiel. 22–33% der Patientinnen waren definitive Therapieversager. Die mediane Dauer der Remissionen betrug 9–14 Monate und unterschied sich somit nicht signifikant. Signifikante Unterschiede fanden sich lediglich bei den medianen Überlebenszeiten der „Responder". Patientinnen, die subkutane Injektionen von CP am Tag 14 eines jeden Chemotherapiezyklus erhielten, zeigten die längste mediane

Tabelle 3. Mediane Überlebenszeiten (in Monaten)

	A	B	C	D	x̄
Komplette + Partielle Responder (CR + PR)*	21,4	29+	23,4	14,3	21,4
Keine Änderung (NC)	11,7	22,2	15,4	15,3	15,3
Tumor-Progression	8,5	9,1	6,0	7,8	7,8
Alle Patienten**	15,4	17,5	17,2	13,0	15,3

Statistische Analyse: ** B vs A, p = 0,012; B vs D, p = 0,001;
* B vs A, p = 0,045; B vs D, p = 0,008;

Überlebenszeit (29 + vs 21,4 vs 23,4 vs 14,4 Monate). Tabelle 3 faßt diese Ergebnisse zusammen. Die gesamte Gruppe der Patientinnen mit subkutanen CP-Injektionen am Tag 14 schnitt bezüglich der medianen Überlebenszeit am relativ besten ab (17,5 Monate). Am schlechtesten schnitten Patientinnen mit intravenösen CP-Injektionen am Tag 14 ab. Ihre mediane Überlebenszeit betrug nur 13,0 Monate (P = 0,001, Log Rank Test).

Toxizität

12 Patientinnen starben in den ersten 56 Tagen der Studie. Dies schien in keinem Fall Folge der Therapie zu sein, sondern mit dem dramatischen Fortschreiten der Metastasierung zusammen zu hängen. In drei Fällen konnte dieser klinische Eindruck autoptisch bestätigt werden. Insbesondere fand sich kein Zusammenhang mit der Art der CP-Applikation (Tabelle 1). Die subkutane Behandlung mit CP wurde wesentlich besser vertragen als die IV Applikation. Die meisten Patientinnen mit intravenösen Injektionen von CP mußten eine Nacht lang stationär aufgenommen werden, um die zum Teil hohen Temperaturen und gastrointestinalen Effekte mit Antipyretika und/oder Steroiden, sowie Antiemetika behandeln zu können. Jedoch unterscheiden sich die Überlebenszeiten der Patientinnen mit hohem Fieber nicht von denen, die keine Antipyretika benötigten. Gleiches gilt für Patientinnen mit schweren gegenüber Patientinnen mit leichteren gastrointestinalen Nebenwirkungen. Wie in den Vorstudien [1] verursachten die subkutanen Injektionen von CP häufig Schmerzen, ein lokales Erythem, Indurationen und subkutane Knötchen. Bei 16 der 106 subkutan mit CP behandelten Patientinnen entwickelten sich daraus Hautulcerationen. Zuweilen reulcerierten bereits weitgehend abgeheilte Ulcera, wenn die subkutanen CP Injektionen in stark reduzierten Dosen fortgesetzt wurden. In diesen Fällen mußten die weiteren Immunstimulationen abgesetzt werden. Wie in der Vorstudie [1] fand sich eine Tendenz dahingehend, daß die 16 Patientinnen mit Hautulcera median etwa 4 Monate länger lebten als die Gruppe der Patientinnen ohne solche schweren Lokalreaktionen.

Der Nadir der Leukozyten- und Thrombozytendepressionen fand sich, wie erwartet, etwa 2 Wochen nach Tag 1 der VAC/FMC Chemotherapie. Tabelle 4 zeigt, daß Patientinnen, die CP am Tag 14 der VAC-Chemotherapie IV erhielten, die signifikant niedrigsten Leukozytenwerte aufwiesen. Da sich keine Unterschiede hinsichtlich der Dosis und Anzahl Zyklen der Chemotherapie zwischen den 4 Behandlungs-

Tabelle 4. Hämatologische Toxizität[a]

	A	B	C	D	x̄
Phase der VAC Therapie:					
Leukozyten (10⁹/l)	3,0	2,6	3,2	1,8	2,6
Thrombozyten (10⁹/l)	200	235	226	207	217
Phase der FMC Therapie:					
Leukozyten (10⁹/l)	3,5	3,7	3,7	3,6	3,6
Thrombozyten (10⁹/l)	200	190	188	198	194

[a] gemessen jeweils am Tag 14 des ersten Zyklus der Chemotherapie

gruppen fanden, muß diese Leukozytendepression als Einfluß der intravenösen Applikation von CP am Tag 14 gewertet werden.

Schlußfolgerungen

Die Ergebnisse lassen vermuten, daß die Immunstimulation mit CP die gegenwärtigen Ergebnisse der VAC/FMC Chemotherapie bei Patientinnen mit metastasierenden Mammakarzinomen nicht verbessert. Sowohl subkutane als auch intravenöse Injektionen von CP am Tag 1 bzw. am Tag 14 konnten die Rate und Dauer der Remissionen nicht steigern (Tabelle 2). Allerdings fand sich eine signifikant verlängerte Überlebenszeit bei Patientinnen, die durch die Chemotherapie in eine Remission gebracht werden konnten und zusätzlich am Tag 14 CP subkutan erhielten (Mediane Überlebenszeit 29 + Monate, Tabelle 3). Betrachtet man jedoch alle Patientinnen in dieser Gruppe, so fallen die Unterschiede im Vergleich zu den anderen Behandlungsgruppen deutlich geringer aus (Tabelle 3). Zu bedenken ist auch, daß gerade diese Patientengruppe das relativ längste krankheitsfreie Intervall aufwies (Tabelle 1). Wir glauben nicht, daß sich aus den vorliegenden Ergebnissen ein nützlicher Effekt der Immunstimulation mit CP ableiten ließe. Bezüglich der Remissionsraten stimmen unsere Ergebnisse mit denen anderer Autoren überein [4], während die Remissionsdauer und/oder Überlebenszeit in einzelnen Studien verlängert zu sein schienen [2, 4].

Literatur

1. Fritze D, Becher R, Maßner B, Kaufmann M, Bruntsch U, Gallmeier WM, Mayr AC, Drings P, Abel U, Edler L, Jungi WF, Queißer W, Senn HJ (1982) A randomized study of combination chemotherapy (VAC/FMC) with or without immunostimulation by Corynebacterium parvum in metastatic breast cancer. Klin Wschr 50:593–598
2. Israel L, Edelstein R (1977) Personal experience with Corynebacterium parvum in human cancers. World J Surgery 1:585–594
3. Milas L, Scott MT (1978) Antitumor effect of Corynebacterium parvum. Adv Cancer Res 26:257
4. Pinsky CM, DeJager RL, Wittes RE, Wong PP, Kaufmann RJ, Mike V, Hansen JA, Oettgen HF, Krakoff IH (1978) Corynebacterium parvum as adjuvant to combination chemotherapy in patients with advanced breast cancer: Preliminary results of a prospective randomized trial. In: Terry WD, Windhorst D (eds) Immunotherapy of Cancer: Present Status of Trials in Man. Raven Press, New York 647–654

Immunotherapie mit allogeneischen Neuraminidase-behandelten viablen Blasten bei akuter myeloischer Leukämie: Therapeutische Daten

H.-J. Pielken, D. Urbanitz, Th. Büchner, P. Koch, W. Hiddemann und J. van de Loo

Neuere Untersuchungen der Arbeitsgruppe um Gallo deuten auf die Existenz von Tumor- bzw. Virus-assoziierten Antigenen zumindest bei bestimmten Formen menschlicher Leukämien [13]. Damit wäre eine wichtige theoretische Voraussetzung für ein immuntherapeutisches Konzept menschlicher Leukämien gegeben. Darüber hinaus erfüllt die akute myeloische Leukämie in kompletter Remission (AML in CR) dadurch eine weitere wichtige Voraussetzung für einen immunologischen Therapieansatz [2, 11], daß mit minimalen residualen Tumormassen zu rechnen ist.

Die bisher vorliegenden Ergebnisse zur Immunotherapie der AML in CR sind jedoch im allgemeinen wenig überzeugend [16]. Lediglich Bekesi konnte unter Einsatz von allogeneischen Neuraminidase-behandelten Blasten in hoher Dosis eine deutliche, hochsignifikante Verlängerung der Remissionsdauer erreichen [6]. Diese Ergebnisse konnten bisher von keiner anderen Arbeitsgruppe bestätigt werden; jedoch wurde auch in keinem Fall eine identische Therapie angewandt.

Wir entschlossen uns daher, eine prospektive, randomisierte Studie nach einem identischen Protokoll mit der Frage durchzuführen, ob die Ergebnisse von Bekesi bestätigt werden können.

Material und Methoden

Im Zeitraum von Juli 1981 bis Oktober 1983 wurden an der Medizinischen Klinik der Universität Münster 100 Patienten mit AML aufgenommen.

Patienten

Das Durchschnittsalter der Patienten betrug 48 (16–81) Jahre. Es waren 49 Männer und 51 Frauen. 90 Patienten wurden behandelt. Von den 10 Patienten, die nicht behandelt wurden, verstarben 5 vor Therapiebeginn; weitere Ausschlußgründe waren Verweigerung [3], Vitium cordis [1] und Pflegebedürftigkeit [1]. 10 Patienten befinden sich noch in der Induktionsphase.

Induktionstherapie

Die Induktionsphase wurde bei allen Patienten nach einem von uns [7] modifizierten TAD-Schema durchgeführt (Thioguanin = TG, Cytosin-Arabinosid = Ara-C, Daunorubicin = DNR). Sie erhielten an den Tagen 1 und 2 je 100 mg/m² Ara-C als Dauerinfusion, an den Tagen 3–8 100 mg/m² Ara-C alle 12 Stunden als Kurzinfusion, an den Tagen 3–5 60 mg/m² DNR i.v. und an den Tagen 3–9 100 mg/m² TG p.o. alle 12 Stunden. Wenn ein Patient nach einem TAD-Kurs keine CR erreichte, wurde ein 2. Kurs appliziert [7]. Als Kriterien für eine CR galten weniger als 5% Blasten im Knochenmark und im peripheren Blut wenigstens 1500 Neutrophile und 100 000 Thrombozyten/mm³ [10]. Erreichte der Patient nach einem 2. identischen Kurs diese Kriterien nicht, wurde er als Nonresponder (NR) eingestuft; verstarb der Patient innerhalb von 42 Tagen nach Therapiebeginn, wurde dies als Frühtodesfall (ED) berücksichtigt.

Nach Erreichen der CR und Zustimmung zur Teilnahme an der Studie wurden die Patienten randomisiert. 9 Patienten mit CR konnten nicht randomisiert werden. Die Gründe, die zum Ausschluß führten, waren: Leucencephalopathie (1), Herzinsuffizienz (1), Rückkehr in die Heimat (bei ausländischen Arbeitnehmern (2), persistierende Pneumonie (1), Verweigerung (1), Oligophrenie (1), Tod vor Randomisierung (1), Protokollverletzung bei der Induktionstherapie (1).

Erhaltungschemotherapie

Bei allen randomisierten Patienten wurde in vierwöchigen Abständen, spätestens jedoch nach Erreichen bestimmter hämatologischer Minimalwerte im peripheren Blut (Leukozyten $\geq 1500/mm^3$, Thrombozyten $\geq 50\,000/mm^3$ und Hb ≥ 9 g/dl) eine Chemotherapie mit der Gabe von 100 mg/m² Ara-C s.c. alle 12 Stunden durchgeführt. Alternierend erhielten sie zusätzlich beim 1. Zyklus DNR (45 mg/m² i.v., Tag 3 und 4), TG (200 mg/m² p.o., Tag 1–5) beim 2. und 4. Zyklus und Cyclophosphamid (1000 mg/m² i.v., Tag 3) beim 3. Zyklus [10]. Die Erhaltungstherapie wird über 3 Jahre durchgeführt.

Immunotherapie

Die Patienten im Chemo-Immunotherapiearm (CIT) erhielten alle 4 Wochen, jeweils 2 Wochen nach Beginn der Chemotherapie, spätestens jedoch nach Erreichen der o.g. Minimalwerte im peripheren Blut eine Immunotherapie.

Die leukämischen Blasten für diese Therapie wurden von Spendern mit gesicherter AML und ausreichender Blastenzahl im peripheren Blut gewonnen und in der Gasphase über Flüssigstickstoff gelagert. Die Immunogenität der Blasten wurde in der MLTC (mixed lymphocyte tumorcell culture) getestet. Zur Immunisierung wurden nur Blasten eingesetzt, die in der MLTC des entsprechenden Patienten einen Stimulationsindex ≥ 3 erreichten.

Die Neuraminsäure wurde vor Applikation durch die Inkubation der Blasten mit Neuraminidase (Vibrio cholerae-Neuraminidase; Behringwerke Marburg) abgespalten. Die Effektivität der Neuraminidasebehandlung wurde durch die Bestimmung der abgespaltenen Neuraminsäure überprüft.

Je Zyklus wurden 10^{10} viable allogeneische Neuraminidase-behandelte Blasten an 50 Stellen supra- und infraklavikular, axillar und inguinal injiziert. Die Größe der Induration der Haut nach Injektion von jeweils 0,1 ml der Blastenemulsion wurde an 3 aufeinanderfolgenden Tagen nach Injektion bestimmt.

Immunologisches Monitoring

Zu Beginn und im weiteren Verlauf der Erhaltungstherapie wurden bei allen Patienten Hauttests mit Recall-Antigenen (Streptokinase/Streptodornase, Mumps-, Candidaantigen, PPD), MLTCs und Lymphozytenstimulationen mit Pokeweed Mitogen (PWM) und Phytohämagglutinin (PHA) durchgeführt [5].

Ergebnisse

Von den 80 auswertbaren Patienten erreichten 47 (59%) eine CR; 15 (19%) waren Nonresponder (NR); 18 (22%) verstarben vorzeitig (ED). Bei Ausschluß der Patienten mit Risikofaktoren (Zweittumor, Z.n. Präleukämie, ALL-Vorbehandlung, Gravidität) liegt die CR-Rate bei 44 von 71 Patienten (62%), NR 12/71 (15,5%), ED 15/71 (22,5%). Nach den Protokollkriterien (s.o.) wurden 35 Patienten randomisiert: 18 in den Chemotherapie- (CT) und 17 in den Chemo-Immunotherapiearm (CIT).

7 von 18 Patienten im CT-Arm waren zum genannten Zeitpunkt noch in CR, 2 Patienten verstarben in CR (tox. Leberversagen, nekrotisierende Colitis). Von 17 Patienten im CIT-Arm sind noch 11 in anhaltender CR. Die mediane rezidivfreie Überlebenszeit (life-table-Analyse) beträgt für den CT-Arm 324 Tage, der Median ist von der CIT-Gruppe nach 697 Tagen noch nicht erreicht (p > 0,05). Die mediane Beobachtungsdauer beträgt 215 Tage (24–703) (s.a. Abb. 1).

Bisher wurden 104 Immunisierungen ohne Komplikationen durchgeführt. Die Neuraminidaseabspaltung war in jedem Falle effektiv (> 100 γ Neuraminsäure/10^9 Blasten). Die gewählten Blastenchargen haben in der MLTC mindestens einen Index von 3 erreicht. Im Mittel wurden $9,8 \times 10^9$ Blasten/Immunisierung injiziert. In den MLTCs, die im Rahmen des immunologischen Monitorings durchgeführt wurden, stimulierten einige Blastenchargen die entsprechenden Patienten-lymphozyten stark, während andere nur einen Stimulationsindex von 3 oder weniger erreichten (s.a. Abb. 2).

Hauttests mit den Recallantigenen Streptokinase/Streptodornase, Mumps-, Candidaantigenen und PPD führten bei Applikation zu Beginn der CR mit Ausnahme von PPD zu einer signifikant verminderten Hautreaktion der Patienten gegenüber Normalpersonen. Bei einem weiteren Hauttest nach 3 Therapiezyklen fanden sich diese Unterschiede nicht mehr, was möglicherweise auf eine Erholung des Immunsystems hinweist.

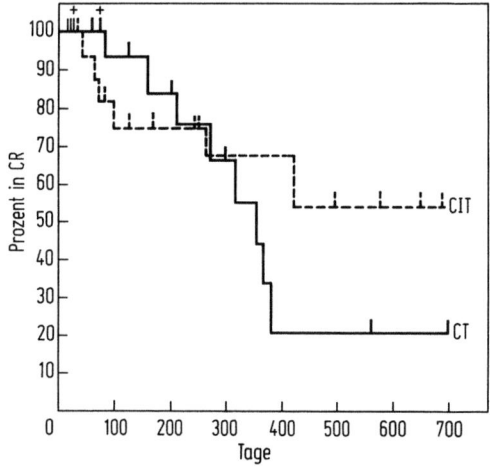

Abb. 1. Life-table nach Kaplan-Meier, vorläufige Ergebnisse, mediane rezidivfreie Überlebenszeit für Pat. mit Chemotherapie (CT) 324 Tage und mit Chemo-Immunotherapie (CIT) 697 Tage, mediane Beobachtungsdauer 215 Tage (24–703)

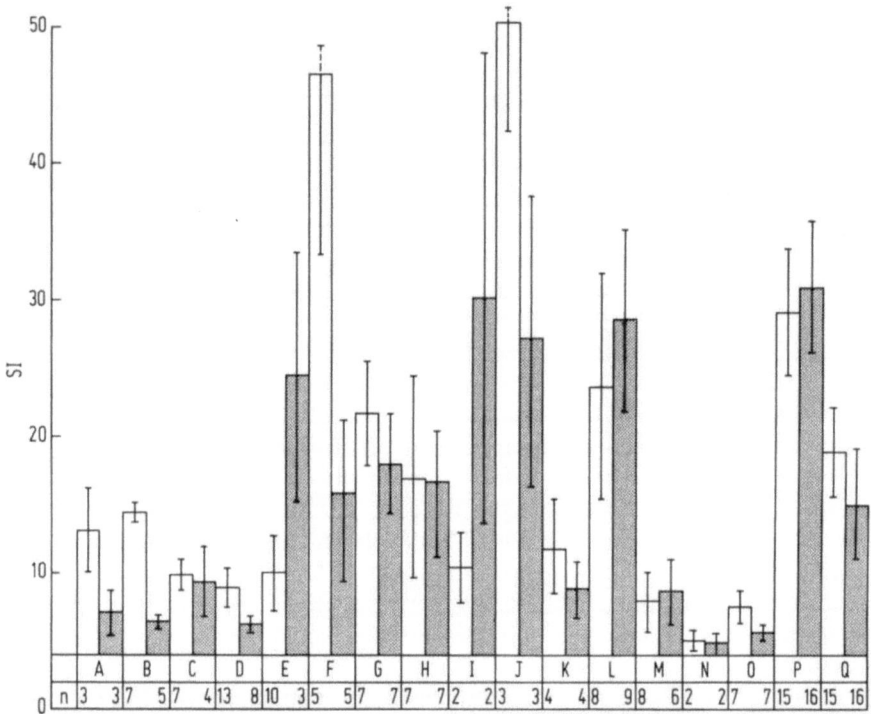

Abb. 2. Gemischte Lymphocyten-/Tumorzell-Kultur: A–Q: Verschiedene Blastenchargen; n: Anzahl der getesteten Personen; linke Säule: Normalperson; rechte Säule: AML-Pat. in CR vor Beginn der Erhaltungstherapie; I: Standardabweichung; S.I.: Stimulationsindex; Methodik: Inkubation von kryopräservierten Blasten nach Auftauen und Waschen mit Mytomycin-C (30 γ/ml für 2×10^6 Blasten/ml) für 30 min bei 37°, anschließend nach erneutem Waschen Einstellen von 2×10^5 Blasten mit 10^5 respnder-Lymphocyten in RPMI 1640 unter Zusatz von 20% autologem Plasma in 4-fach Ansätzen; nach 90-stündiger Inkubationszeit Hinzugabe von 1 µCi ^{3}H-Thymidin und Ernten nach weiteren 18 Stunden.

$$SI = \frac{\text{cpm (responder-Lymphocyten + stimulator-Lymphocyten)}}{\text{cpm (responder-Lymphocyten + autologe stimulator-Lymph.)}}$$

Die Lymphozytenstimulation zu Beginn der CR zeigten ebenfalls eine gegenüber der Norm signifikant verminderte Stimulierbarkeit durch PHA mit Ausnahme der niedrigsten Konzentrationsstufe; bei der Stimulation durch PWM ergab sich ein Unterschied nur auf der 3. Konzentrationsstufe. Der Stimulationsindex der Lymphozytenstimulation durch PHA war auf allen Konzentrationsstufen hochsignifikant gegenüber Normalpersonen erniedrigt (s.a. Abb. 3). Die DTH-Reaktion auf immunisierende Blasten zeigte eine deutliche Dosisabhängigkeit.

Diskussion

Tierexperimentelle Untersuchungen haben eine Vielzahl von Hinweisen auf die Rolle des Immunsystems für die Behandlung von malignen Erkrankungen ergeben [1, 2, 4, 11]. Die Bedeutung und die Wirkungsweise des Immunsystems bei mensch-

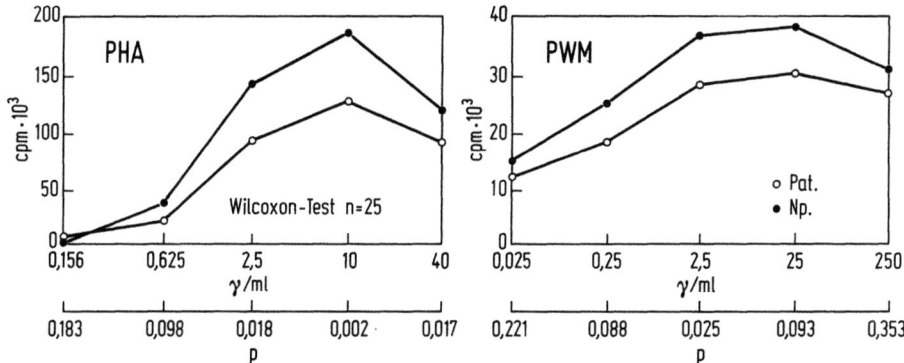

Abb. 3. Lymphocytenstimulation: Gewinnung der Lymphocyten aus peripherem Venenblut durch Sedimentation über Ficoll/Hypaque, Einstellung auf 10^6 Lymphocyten/ml RPMI 1640 unter Zusatz von 20% autologem Plasma; anschließende Inkubation von 100 µl Zellsuspension mit 100 µl Mitogenlösung in 4-fach Ansätzen (PHA, Difco; PWM, Gibco); nach 48 Stunden Zugabe von 1 µCi ^{3}H-Thymidin und Ernten der Zellen nach weiteren 24 Stunden (nach Bekesi et al. 1977)

lichen malignen Erkrankungen sind jedoch weiterhin Gegenstand einer kontroversen Diskussion. Die bisher vorliegenden Ergebnisse immuntherapeutischer Studien der AML in CR zeigen zwar mehrheitlich einen positiven Trend zugunsten der Immunotherapie (Remissionsdauer, Überlebenszeit), erreichten aber kaum Signifikanz [16].

Herausragende Ergebnisse wurden lediglich von Bekesi et al. sowohl hinsichtlich der Remissionsdauer als auch der Überlebenszeit berichtet [6]. Unsere ersten Ergebnisse bei noch geringer Patientenzahl und kurzer Beobachtungszeit deuten einen Trend zugunsten der CIT an.

Die Ergebnisse der immunologischen Untersuchungen weisen auf einen Defekt oder eine Suppression des Immunsystems bei AML-Patienten in CR hin. Eine Erholung dieser Parameter mit zunehmender Remissionsdauer – wie von Bekesi beschrieben – konnte bisher nicht dokumentiert werden [5].

Zwei weitere randomisierte Studien, in denen Neuraminidase-behandelte Blasten eingesetzt wurden, liegen vor [8, 12]; gegenüber der alleinigen Chemotherapie brachte die zusätzliche Immunotherapie dabei keinen signifikanten Vorteil. Es muß sich jedoch zeigen, ob diese Ergebnisse lediglich auf die Modifikation der Erhaltungs- oder Immunotherapie zurückgeführt werden müssen, wie es in den beiden genannten Studien geschah. Die hier vorgestellte Studie läuft weiter. Sie erscheint geeignet, bei größeren Patientenzahlen und ausreichender Beobachtungsdauer zur endgültigen Beurteilung dieses immuntherapeutischen Konzeptes beizutragen.

Literatur

1. Al-Rammahy AK, Shipman S, Jackson A, Malcom A, Levy JG (1980) Evidence for common leukemia-associated antigen in acute myelogenous leukemia. Cancer Immunol Immunother 9:181–185
2. Baldwin MA, Robins RA (1978) Factors interferring with immunological rejection of tumors. Br Med Bull 32:118–123

3. Bates JG, Suen JY, Tranum BL (1979) Immunological skin testing and interpretation. A plea for uniformity. Cancer 43:2306–2314
4. Bekesi JG, Arneault GST, Walter L, Holland JF (1972) Immunogenicity of Leukemia L1210 cells after neuraminidase treatment. J. Natl Cancer Inst 49:107–118
5. Bekesi JG, Holland JF, Flemminger R, Yates J, Henderson ES (1977) Immunotherapeutic efficacy of neuraminidase-treated allogeneic myeloblasts in patients with acute myelocytic leukemia. In: Chirigos MA (ed) Control of Neoplasia by modulation of the Immune System, pp 573–592
6. Bekesi JG, Holland JF, Cuttner J, Silver R, Colman M (1982) Immunotherapy of acute myelocytic leukemia with neuraminidase-modified myeloblasts as immunogen. Proc Am Soc Clin Oncol 1:36
7. Büchner Th, Urbanitz D, Hiddemann W, Kamanabroo D, Meister R, Balleisen L, Delvos U, Lagrèze EM, Schmitz-Huebner U, Schulte H, van de Loo J (1979) Intensification of remission induction therapy for acute nonlymphocytic leukemia (ANLL). Blut 39:133–140
8. Dutcher JP, Wiernik PH, Van Sloten K, Schiffer CA, Schimpff SC, Aisner J, Angelou JE (1982) Intensive maintenance therapy in acute non-lymphocytic leukemia (ANLL). Abstracts, 3rd International Symposion on Therapy of Acute Leukemias, Roma, 39
9. Gutterman JU, Rodriguez V, Mavligit G, Burgess MA, Gehan E, Hersh EM, McCredie KB, Reed R, Smith T, Bodey GP, Freireich EJ (1974) Chemoimmunotherapy of adult acute leukemia prolongation of remission in myeloblastic leukemia with B.C.G. Lancet II:1406–1409
10. Rai KR, Holland JF, Glidewell OJ, Weinberg V, Brunner K, Obrecht JP, Preisler HD, Nawabi IW, Prager D, Carey RW, Cooper MR, Haurani F, Hutchinson JL, Silver RT, Falkson G, Wiernik P, Hoagland HC, Bloomfield CD, James GW, Gottlieb A, Ramanan SV, Blom J, Nissen NI, Bank A, Ellison RR, Kung F, Henry P, McIntyre OR, Kaan SK (1981) Treatment of acute myelocytic leukemia: A study by cancer and leukemia group B. Blood 58:1203–1212
11. Rios A, Simmons RI (1974) Active specific immunotherapy of minimal residual tumor: excision plus neuraminidase-treated tumor cells. Int J Cancer 13:71–84
12. Rühl H, Fülle HH, Koeppen KM, Schwerdtfeger R (1981) Adjuvant specific immunotherapy in maintenance treatment of adult acute non-lymphocytic leukemia. Klin Wochenschr 59:1189–1193
13. Schüpbach J, Kalyanaraman VS, Sarngadharan MG, Blattner WA, Gallo RC (1983) Antibodies against three purified proteins of the human type-C retrovirus, human T-cell leukemia-lymphoma virus, in adult T-cell leukemia-lymphoma patients and healthy blacks from the Caribbean. Cancer Res 43:886–891
14. Urbanitz D, Büchner Th, Kamanabroo D, Hiddemann W, Schulte H, van de Loo J (1981) Intensified remission induction therapy for acute non-lymphocytic leukemia (ANLL). Treatment report on 60 patients. Blut 43:119–133
15. Urbanitz D, Büchner Th, Pielken HJ, Koch P, Hiddemann W, Heinecke A, van de Loo J (1982) Immunotherapy of AML with high dose neuraminidase-treated allogeneic blasts – Preliminary results of a randomized study. Abstracts, 3rd International Symposion on Therapy of Acute Leukemias, Roma 35
16. Urbanitz D, Büchner Th, Pielken HJ, van de Loo J (1983) Immunotherapy in the treatment of acute myelogenous leukemia (AML): radionale, results and future prospects. Klin Wochenschr 61:947–954
17. Vogler WR (1980) Results of randomized trials of immunotherapy for acute leukemia. Cancer Immunol Immunother 9:15–21

Die humorale Immunantwort gegen Oberflächenantigene autologer und allogener Leukämiezellen bei Patienten mit akuter Leukämie

M. Pfreundschuh

Einleitung

Der Nachweis von Oberflächenantigenen auf menschlichen Leukämiezellen mit Hilfe monoklonaler Antikörper mag diagnostisch und prognostisch hilfreich sein (Ritz et al. 1980); murine Antikörper sagen jedoch nichts aus über das immunbiologische Verhältnis zwischen dem Immunsystem des Leukämiepatienten und seiner malignen Erkrankung. Um mehr Einsicht in diese Tumor-Host-Beziehung bei akuten Leukämien zu bekommen, untersuchten wir zunächst ausschließlich autologe Reaktionen, d. h. Reaktionen zwischen Antikörpern im Serum des Patienten und Oberflächenstrukturen auf seinen eigenen Leukämiezellen. Die Spezifität der beobachteten Reaktionen bestimmten wir dann durch Absorptionsstudien mit einer Reihe von benignen und malignen Zellen genauer. Da eine Behandlung muriner Leukämiezellen mit Vibrio-cholerae-Neuraminidase (VCN) zu einer erhöhten Immunogenität führt (Bekesi et al. 1971), untersuchten wir in einem nächsten Schritt den Effekt einer solchen Behandlung menschlicher Leukämiezellen auf die autologe Antikörperantwort von Patienten mit akuter Leukämie. Im Rahmen einer nationalen Therapiestudie über Chemo-Immunotherapie bei akuten myeloischen Leukämien (ANLL; Brücher et al. 1981) untersuchten wir den Einfluß einer solchen Therapie auf die Antikörperbildung gegen die autologen Blasten und die allogenen Impfblasten.

Methoden

Patienten

Wir untersuchten über 200 Seren von 57 Patienten mit akuter lymphatischer (ALL) und akuter nicht-lymphatischer (ANLL) Leukämie im Alter von 2 bis 63 Jahren. Von allen Patienten wurden Seren vor Therapiebeginn und (wenn immer möglich) in regelmäßigen Abständen nach Therapiebeginn untersucht. Tabelle 1 zeigt eine Übersicht über die ersten 20 Patienten.

Serologische Assays

Die drei serologischen Assays Protein-A-Assay (PA), Immunadhärenzassay (IA) und anti-C3-Mixed-Hemadsorption-Assay (C3-MHA) wurden nach der von uns beschriebenen Methode (Pfreundschuh et al. 1980) in der Modifikation für Suspen-

Mit Unterstützung des Tumorzentrums Heidelberg/Mannheim und der Dieter-Schlag-Stiftung

Tabelle 1. Übersicht über die autologe Serumreaktivität gegen Oberflächenantigene von Leukämiezellen

Patient	Diagnose	Alter (Jahre)	Anzahl d. untersuchten Seren	Therapieerfolg	Überlebenszeit (Monate)	Max. autol. Serumtiter PA	IA	C3-MHA
L1	c-ALL	1	2	CR	2+	1:4	–	1:16
L2	c-ALL	5	2	CR	2+	–	–	–
L3	c-ALL	7	3	CR	5+	1:2	1:2	1:16
L4	c-ALL	8	1	NR	1	–	–	–
L5	c-ALL	8	2	ED		–	–	–
L6	ANLL	6	1	ED		1:4	–	–
L7	ANLL	10	2	CR	2+	–	–	–
L8	T-ALL	48	2	CR	5	–	1:4	–
L9	c-ALL	6	1	CR	15+	–	1:2	1:8
L10	T-ALL	29	1	ED		1:2	1:64	
L11	c-ALL	5	2	CR	4+	–	1:8	1:2
L12	ANLL	9	1	NR	1	–	–	–
L13	ANLL	1	2	ED		–	–	–
L14	ANLL	38	2	CR	15	–	1:4	1:8
L15	ANLL	62	1	NR	2	–	1:2	1:8
L16	ANLL	59	14	CR	14	–	1:8	1:16
L17	ANLL	27	6	CR	9	–	1:8	1:8
L18	ANLL	63	1	NR	1	–	1:2	1:4
L19	ANLL	32	3	CR	8	–	–	–
L20	ANLL	27	12	CR	28	–	1:16	1:16

sionszellen durchgeführt (Pfreundschuh et al. 1983). Auch die Absorptionsstudien und die Neuraminidasebehandlung mit VNC (freundlicherweise zur Verfügung gestellt von den Behringwerken Marburg), wurden in der von uns beschriebenen Weise durchgeführt.

Immuntherapie

5 Patienten mit ANLL in Vollremissionen erhielten neben einer monatlichen Standarderhaltungstherapie mit Zytostatika eine Immuntherapie nach Bekesi (Bekesi et al. 1977). Die Auswahl der Blastenspender, Einfrieren und Auftauen der leukämischen Blasten, die VCN-Behandlung der Impfblasten und die Immuntherapie mit 1×10^{10} Zellen pro monatlicher Therapie erfolgte entsprechend dem Therapieprotokoll (Brücher et al. 1981).

Ergebnisse

Autologe Antikörper gegen Oberflächenantigene von Leukämien

Wir untersuchten über 200 Seren von 57 Patienten auf das Vorkommen von Antikörpern gegen ihre eigenen Leukämiezellen mit Hilfe der drei Rosettenassays PA, IA und C3-MHA. Tabelle 1 zeigt einen Überblick über die autologe Serumreaktivität gegen Oberflächenantigene von Leukämiezellen der ersten zwanzig Patienten. In ungefähr der Hälfte der Patienten ließ sich mit mindestens einem Assay eine autologe Reaktion nachweisen. Die Titer waren niedrig und lagen zwischen 1:2 und 1:64.

Tabelle 2. Absorptionsstudien der autologen Serumreaktivität der Patienten L10 und L21

Absorbierende Zellen	L10	L22
autolog		
Leukämiezellen	+	+
EBV-Lymphoblasten		+
Fibroblasten	+	+
allogen		
c-ALL	−	+
T-ALL	−	+
ANLL	−	+
CML-Blastenkrise	−	−
CLL	−	
EBV-Lymphoblasten	−	+
T-Lymphozyten	−	
Thymus	−	
Fibroblasten	−	+
Neuroblastom SK-N-SH	−	+
fötales Gewebe		
Thymus	−	
Gehirn	−	
Leber	−	
Lunge	−	
Schafserythrozyten	−	
Meerschweinchenniere	−	

Spezifität der autologen anti-Leukämie-Antikörper

Bei 13 Patienten waren die autologen anti-Leukämie-Antikörpertiter hoch genug für eine nähere Bestimmung der Spezifität durch Absorption. Dabei zeigte sich, daß die autologen Antikörper in fast allen Fällen nicht gegen ein Leukämie-spezifisches Antigen gerichtet waren, sondern gegen unspezifische Antigene, die unter anderem auch auf kultivierten Fibroblasten nachweisbar waren. Ein typisches Absorptionsmuster zeigt die autologe Serumreaktivität des Patienten L 22 in Tabelle 2. Lediglich bei dem Patienten L 10 (Tab. 2), einem Patienten mit einer T-ALL, war der autologe Antikörper gegen ein spezifisches Antigen gerichtet, das sich nur auf den individuellen Leukämieblasten dieses Patienten nachweisen ließ.

Effekt der Neuraminidase-Behandlung

Bei den meisten Patienten untersuchten wir die autologe Serumreaktivität auch gegen Neuraminidase-behandelte leukämische Blasten. Dabei zeigte sich, daß VCN-behandelte Zellen eine stärkere Reaktion mit dem autologen Serum zeigten. Sequentielle Absorptionsstudien mit behandelten und unbehandelten Leukämiezellen und Erythrozyten ergaben, daß diese verstärkte Reaktion sowohl durch die stärkere Expression bereits vorhandener Antigene als auch durch die erst nach VCN-Behandlung nachzuweisende Expression eines „Neoantigens" bedingt ist. Auch bei diesem Neoantigen handelt es sich nicht um ein Leukämie-spezifisches Antigen, denn in Absorptionsstudien ließ es sich auch auf VCN-behandelten Erythrozyten nachweisen.

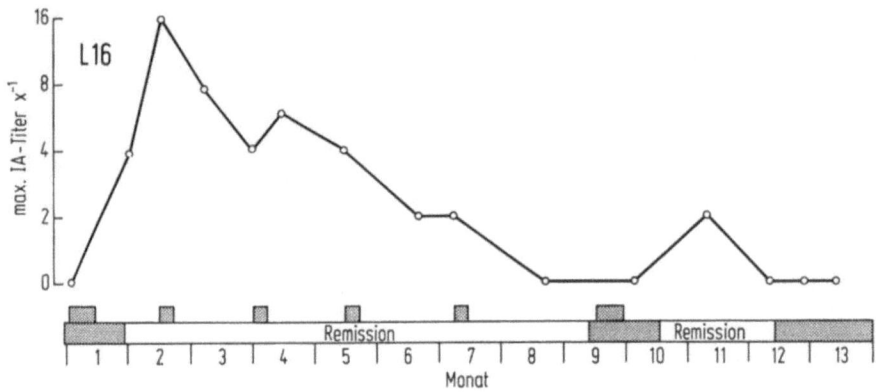

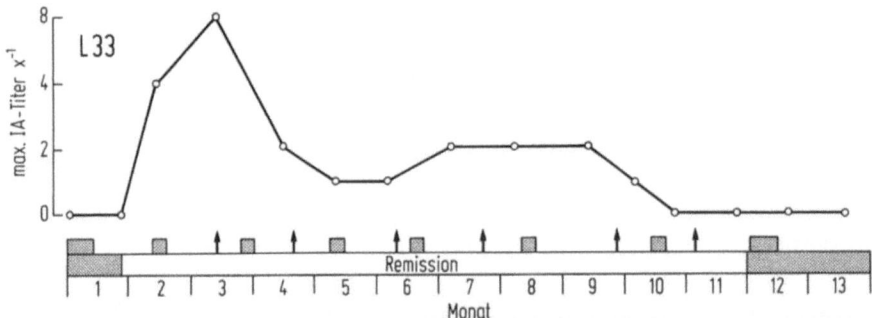

Abb. 1. Der Titerverlauf autologer Antikörper gegen Oberflächenantigene von ANLL-Blasten. Pat. L 16, der eine Standarderhaltungstherapie mit Zytostatika erhielt (schwarze Blöcke) zeigt ebenso wie der Pat. L 33, der zusätzlich eine Immuntherapie mit allogenen VCN-behandelten Blasten erhielt (schwarze Pfeile) zu Beginn der Remission den höchsten Antikörpertiter. Ein Einfluß der Immunisierung mit allogenen Blasten auf den Titerverlauf der Antikörper gegen die autologen Blasten ist nicht zu erkennen

Der Einfluß der Immuntherapie

Abbildung 1 zeigt den Verlauf der autologen anti-Leukämie-Reaktivität der Patienten L 16 und L 33. Wie bei fast allen Patienten war bei beiden die autologe Serumreaktivität gegen die Leukämiezellen zu Beginn der Remission am höchsten. Die zusätzliche Immuntherapie des Patienten L 33 mit allogenen VCN-behandelten Blasten hatte offenbar keinen Einfluß auf den Titerverlauf der Antikörper gegen Oberflächenantigene auf den autologen Blasten. Dagegen konnten wir bei allen Patienten eine deutliche Antikörperantwort gegen die allogenen Impfblasten nachweisen. Die Titer lagen zwischen 1:256 und 1:4096. Absorptionsstudien mit EBV-transformierten Remissionslymphozyten der Blastenspender zeigten, daß die Antikörper gegen die allogenen Impfblasten nicht Leukämie-spezifische, sondern gegen Alloantigene gerichtet waren, die sich auch auf den EBV-transformierten Lymphozyten der Blastenspender nachweisen ließen.

Diskussion

Zwar ließen sich in ungefähr der Hälfte der Patienten mit akuter Leukämie Antikörper gegen Oberflächenantigene auf den autologen Leukämiezellen nachweisen, die Titer waren jedoch recht niedrig, und nur in 13 Fällen konnte die Spezifität der autologen Antikörper durch Absorptionsstudien näher bestimmt werden. Nur in einem dieser Fälle fand sich ein spezifischer Antikörper. Bei den anderen Patienten waren die Antikörper gegen unspezifische Strukturen gerichtet, die sich auch auf vielen anderen Zellen, insbesondere aber auf Fibroblasten nachweisen ließen. Von manchen Autoren wurden diese unspezifischen Antigene auch als sog. onkofötale Antigene (Irie 1980) bezeichnet. Entsprechend der von uns vorgeschlagenen Einteilung (Pfreundschuh et al. 1982) gehören diese Antigene zur Antigen-Klasse III. Antikörper gegen Antigene der Klasse II, die sich auf Tumoren gleichen oder verwandten Ursprungs sowie zum Teil auf fötalem Gewebe, nicht jedoch auf normalen Zellen nachweisen lassen, konnten wir bei den untersuchten Leukämiepatienten nicht finden. Bei einem Patienten konnten wir einen spezifischen Antikörper nachweisen, der nur mit den individuellen autologen Leukämiezellen reagierte, also ein Antigen der Klasse I nachwies. Interessanterweise hatte der Patient eine T-ALL. Ob es sich hierbei tatsächlich um ein individuelles Leukämie-spezifisches Antigen handelt, oder ob der autologe Antikörper gegen eine individuelle, nicht Leukämie-spezifische Struktur, z. B. den individuellen Antigenrezeptor auf diesen T-Zellen, gerichtet ist, muß offenbleiben. Immunbiologisch bemerkenswert bleibt die Tatsache, daß dieser Patient eine spezifische Immunantwort gegen seine eigenen Leukämiezellen entwickelt hat.

Neuraminidase-Behandlung hat zwei Effekte: einmal kommt es zu einer stärkeren Expression bereits vorhandener Oberflächenantigene. Zum zweiten ist nach VCN-Behandlung ein neues Antigen auf der Oberfläche der VCN-behandelten Zellen nachweisbar. Durch Absorptionsstudien mit behandelten und unbehandelten Zellen konnten wir zeigen, daß es sich bei diesem „Neoantigen" ebenfalls nicht um eine Leukämie-spezifische Struktur handelt, da dieses Antigen auch auf VCN-behandelten Erythrozyten erscheint. Wahrscheinlich handelt es sich bei diesem Antigen um das sog. T-Antigen, das auch auf anderen menschlichen Tumoren nachgewiesen wurde (Springer et al. 1979). Es kann aber nicht ausgeschlossen werden, daß dieses Antigen eine antigene Determinante der VCN darstellt, die während der Behandlung auf die Zelloberfläche adsorbiert wird (Johannsen et al. 1979).

Auch unter einer Immuntherapie mit großen Mengen VCN-behandelter allogener Blasten (1×10^{10} pro Monat) konnten wir keine Leukämie-spezifischen Antikörper beobachten. Ein Effekt der Immuntherapie mit allogenen Blasten auf die humorale Immunantwort gegen die autologen Leukämiezellen ließ sich nicht nachweisen. Die Antikörper gegen die allogenen Impfblasten waren nicht gegen Leukämie-spezifische Strukturen, sondern gegen Alloantigene gerichtet, die sich auch auf EBV-transformierten Remissionslymphozyten der Blastenspender nachweisen ließen.

Der fehlende Nachweis einer Induktion von Leukämie-spezifischen Antikörpern durch eine Immuntherapie mit allogenen VCN-behandelten Blasten sagt nichts über eine mögliche therapeutisch-klinische Wirkung einer solchen Therapie aus, die allein durch eine kontrollierte Studie nachgewiesen werden kann. Ein mögliches therapeutisches Benefit ließe sich aber aufgrund unserer Ergebnisse nur schwer durch humorale Effektormechanismen erklären.

Zusammenfassung

Bei über 50 Patienten mit akuter Leukämie konnte in ungefähr der Hälfte der Fälle ein Antikörper gegen Oberflächenantigene der autologen Leukämiezellen nachgewiesen werden. Bei einem Patienten mit einer T-ALL fanden wir einen spezifischen Antikörper gegen ein Antigen der Klasse I, das ausschließlich auf den autologen Blasten nachweisbar war. In den übrigen Fällen waren die autologen Antikörper gegen unspezifische Antigene (Klasse III) gerichtet. Neuraminidasebehandlung der leukämischen Blasten führte zu einer verstärkten Reaktivität der autologen Seren, was sowohl durch eine verstärkte Expression bereits vorhandener Antigene als auch durch das Auftreten eines „Neoantigens" nach Neuraminidasebehandlung bedingt ist. Bei diesem ebenfalls nicht Leukämie-spezifischen Antigen handelt es sich am ehesten um das sog. T-Antigen, das auch auf soliden Tumoren nachweisbar ist. Bei 5 Patienten, die eine Immuntherapie mit allogenen Neuraminidase-behandelten allogenen Blasten erhielten, führte diese Therapie zur Bildung von Alloantikörpern. Eine Induktion Leukämie-spezifischer Antikörper wurde nicht beobachtet.

Literatur

Bekesi JG, St. Arneault F, Holland JF (1971) Increase of leukemia L 1210 immunogenicity by Vibrio cholerae neuraminidase treatment. Cancer Res 31:2130–2132
Bekesi JG, Holland JF, Roboz JP (1977) Specific immunotherapy with neuraminidase-modified leukemic cells. Med Clin North Am 61:1083–1091
Brücher H, Büchner T, Hossfeld DK, Rühl H, Urbanitz D, Wendt E, Wingert F (1981) Multizentrische klinische Studie über Chemotherapie und Immunotherapie zur Remissionserhaltung bei akuter myeloischer Leukämie des Erwachsenen (Chemo-Immunotherapie der AML). Studienprotokoll. Programm der Bundesregierung zur Förderung von Forschung und Entwicklung im Dienste der Gesundheit. Fassung 6/81 nach Vorlage beim PRC
Irie RF (1980): Oncofetal antigen (OFA-I): A human tumor-associated fetal antigen immunogenic in man. In: Serologic Analysis of Human Cancer Antigens. Rosenberg SA (ed.): 493–513. Academic Press, New York
Johannsen R, Sedlacek HH, Schmidtberger R, Schick HJ, Seiler FR (1979) Characteristics of cytotoxic antibodies against neuraminidase-treated lymphocytes in man. J Natl Cancer Inst 62:733–742
Pfreundschuh M, Ueda R, Rauterberg EW, Dörken B, Shiku H (1980) Comparison of multiple rosetting assays for detecting reactivity of different immunoglobulin classes against surface antigens of benign and malignant tissue culture cells. J Immunol Methods 37:71–81
Pfreundschuh M, Röhrich M, Piotrowski W, Penzholz H, Berlit P, Penzholz H (1982): Natural antibodies to cell surface antigens of human astrocytoma. Int J Cancer 29:517–521
Pfreundschuh M, Dörken B, Brandeis W, Hunstein W, Wernet P: Effect of neuraminidase treatment on serum reactivity to autologous leukemic blast cells. Cancer Immunol Immunother 15:194–199
Ritz J, Pesand JM, Notis-McConarty J, Lazarus H, Schlossman SF (1980) A monoclonal antibody to human acute lymphoblastic leukemia antigen. Nature 283:583–585
Springer GF, Desai PR, Murphy MS, Tegtmeyer H, Scanlon EF (1979) Human carcinoma-associated antigens of the blood group MN system and the host's immune response to them Prg Allergy 26:42–87

Möglichkeiten des Einsatzes zytotoxischer T-Zellen in der Immuntherapie von Tumoren

H.-D. Haubeck und E. Kölsch

Der Einsatz tumorspezifischer zytotoxischer T-Zellen in der Therapie ist durch die Entwicklung von in vitro Kulturmethoden mit T-Zell-Wachstumsfaktoren möglich geworden. Noch ungeklärt ist, wie T-Zell-Klone, die in vitro expandiert worden sind, sich bezüglich ihrer Wanderung in Blut und Lymphbahnen verhalten. – Tierexperimentelle Untersuchungen haben gezeigt, daß in frühen Phasen der Tumorentstehung spezifische T-Suppressor-Zellen aktiviert werden, die eine wirkungsvolle Immunität gegenüber dem Tumor verhindern. Die Wechselwirkung dieser Suppressor-Zellen mit in vitro expandierten zytotoxischen T-Zellen war bisher ungeklärt. Wir berichten über Untersuchungen, die zeigen, daß in vitro vermehrte, klonierte zytotoxische T-Zellen nicht mehr einer Suppression unterliegen. Dieser Befund erlaubt, den immuntherapeutischen Einsatz zytotoxischer T-Zellen zu diskutieren.

Die Fortschritte in den Gewebekulturtechniken in der Immunologie, sowie die Möglichkeit, T-Lymphozyten in vitro gegen Tumorzellen zu sensibilisieren und mit Hilfe von T-Zell-Wachstumsfaktoren zu vermehren, läßt die immuntherapeutische Anwendung zytotoxischer T-Lymphozyten in Zukunft möglich erscheinen [17, 18, 21]. Vor einer etwaigen klinischen Anwendung müssen aber eine Reihe wichtiger Fragen noch experimentell geklärt werden. In jedem einzelnen Fall ist die autologe Gewinnung der T-Lymphozyten notwendig, da sonst graft-versus-host bzw. host-versus-graft-Reaktionen zu erwarten sind [7]. Schwierigkeiten werden sich zum Teil dadurch ergeben, daß die in vitro Kulturbedingungen zu einer Änderung oder einem Verlust von Spezifität und Aktivität der T-Zellen führen können, vor allem solange noch nicht gereinigte Wachstumsfaktoren zur Verfügung stehen [3]. Weitgehend ungeklärt ist auch die Frage nach dem in vivo-Verhalten von Zellen, die längere Zeit in Kultur gehalten und vermehrt worden sind. Es ist unbekannt, ob das lymphozyten-spezifische Wanderungsverhalten erhalten bleibt [5, 15], was als Voraussetzung für eine erfolgreiche Metastasenbekämpfung gelten muß. Ungeklärt ist auch, in welchem Umfang solche, einmal in vitro gehaltene T-Zellen ins Netz immunologischer Reaktionen noch integriert werden. Eine Immunreaktion gegen klonotypische Determinanten könnte eine Abstoßungsreaktion bedingen; außerdem ist zu prüfen, in welchem Umfang zytotoxische T-Zellen noch durch T-Suppressor-Zellen reguliert werden.

Grundlage jeder Art von Immuntherapie ist, daß ein Tumor immunogen ist. Diese Annahme wurde allerdings in Frage gestellt, da in vielen Fällen gegenüber spontanen Tumoren keine Immunreaktionen nachweisbar sind. Dies wurde als mangelnde oder fehlende Antigenizität der Tumorzellen gedeutet [13]. Jedoch ist eine alternative Erklärung möglich. Regulatorische Prozesse des Immunsystems selbst könnten eine Abwehrreaktion verhindern. In Frage kommen vor allem T-Suppressor-

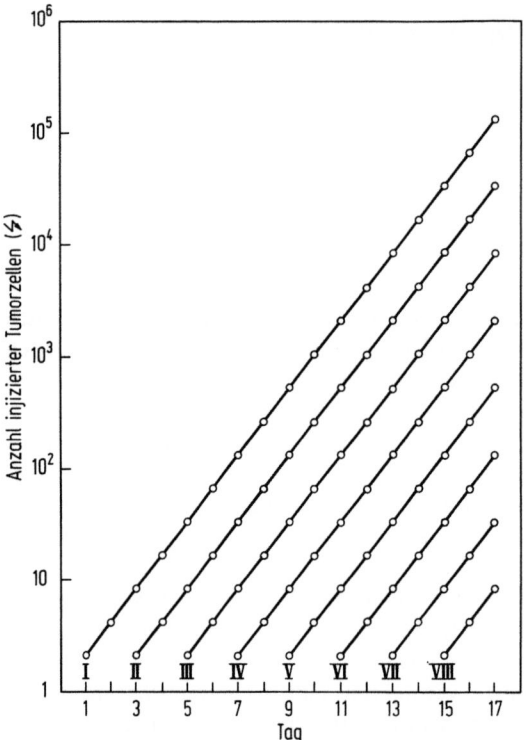

Abb. 1. Experimentelles Protokoll der Simulation des Tumorwachstums in frühen Phasen der Tumorentstehung. Gruppen von BALB/c Mäusen erhielten täglich, entsprechend der Generationszeit des Tumors in vitro und in vivo, mit exponentiell ansteigenden Zellzahlen, beginnend mit 2 Zellen/Maus, 4000 R bestrahlte Zellen des Plasmozytoms ADJ-PC-5 intraperitoneal injiziert (verwendet wurde die Nichtsekretor-Variante des Plasmozytoms). Das Injektionsprotokoll begann für die verschiedenen Gruppen zu unterschiedlichen Zeitpunkten, so daß am Tag 17 verschiedene Mäusegruppen, die zwischen 8 (Gruppe VIII) und 10^5 Zellen (Gruppe I) (als letzte Injektion) erhalten hatten, verfügbar waren. Peritonealexsudat-Zellen (PEC) dieser Tiere wurden dann in vitro auf ihren suppressiven Effekt bei der Induktion einer primären zytotoxischen T-Zell-Antwort von BALB/c Milzzellen (SC) gegen den Tumor ADJ-PC-5 getestet. In Parallelansätzen wurde gezeigt, daß PEC der Gruppen I–VIII selbst keine zytotoxische Aktivität gegen ADJ-PC-5 besaßen

Zellen, zumal diese in einer Reihe von experimentellen Tumorsystemen als wirkungsvolle Regulatoren nachgewiesen worden sind [1, 9, 10, 16]. Unsere Arbeiten in den letzten Jahren haben es wahrscheinlich gemacht, daß eine der ersten Reaktionen des Immunsystems in frühen Phasen der Tumorgenese die Aktivierung von spezifischen T-Suppressor-Zellen ist [11].

Das ADJ-PC-5 Plasmozytom der BALB/c Maus wächst progressiv in syngenen Empfängertieren, obwohl es unter bestimmten experimentellen Bedingungen antigen und immunogen ist [4]. Aus dieser Beobachtung ergab sich die Notwendigkeit, die regulativen Kräfte zu studieren, die eine mögliche spezifische Immunsuppression bedingen.

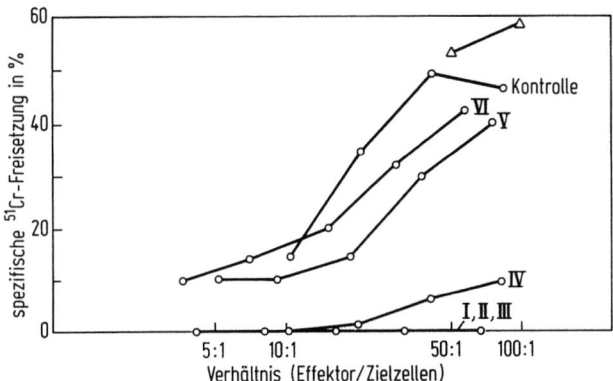

Abb 2. Suppression der spezifischen zytotoxischen T-Zell-Antwort gegen das Plasmozytom ADJ-PC-5. Peritonealexsudat-Zellen (PEC) aus Mäusen, die entsprechend dem Schema in Abb. 1 unterschiedliche Tumorstadien repräsentieren, supprimieren eine ADJ-PC-5 spezifische T-Zell-Antwort der BALB/c-Milzzellen in vitro. 5×10^6 PEC aus Mäusen der verschiedenen Gruppen (I–VIII) wurden zu einer gemischten Lymphozyten-Tumor-Kultur (MLTC) von 2×10^7 Milzzellen und 2×10^6 (4000 R bestrahlten) ADJ-PC-5 Zellen in 50 ml Gewebekulturflaschen gegeben. Am Tag 7 wurden die Zellen geerntet und in einem 6-Stunden ^{51}Cr-Freisetzungstest auf zytotoxische Aktivität gegen ADJ-PC-5 mit unterschiedlichem Verhältnis von Effektor- zu Zielzellen (E:T) getestet. Angegeben ist die ^{51}Cr-Freisetzung für das jeweilige E:T-Verhältnis. PEC aus Mäusen der Gruppen I–III (s. Abb. 1) inhibierten die Induktion einer zytotoxischen T-Zell-Antwort vollständig, PEC aus Mäusen der Gruppe IV teilweise. PEC aus Mäusen, die weniger als 10^3 ADJ-PC-5 Zellen erhalten hatten (Gruppen V–VIII), zeigten keine Inhibition, ebensowenig wie PEC aus unbehandelten Mäusen (control) und aus Mäusen, die bis zu 10^5 Zellen des allogenen T-Zell-Lymphoms EL4 der C57B1/6 Maus erhalten hatten (△–△). Dies zeigt die Spezifität in der Induktion der Suppressorzellen im Peritonealexsudat

Mit transplantablen Tumoren lassen sich die frühen Phasen einer Tumorgenese dadurch simulieren, daß man entsprechend der Wachstumskinetik des Tumors bestrahlte Tumorzellen in zunehmender Dosis injiziert (Abb. 1) und die Immunreaktivität der Tiere nach verschiedenen Zeiten testet [11]. Die erste Reaktion des Immunsystems scheint unter solchen Bedingungen eine Aktivierung von spezifischen T-Suppressor-Lymphozyten zu sein, die die Entwicklung zytotoxischer T-Zellen verhindert (Abb. 2 und 3). Ebenfalls hat die retrospektive Analyse eines primären Plasmozytoms der BALB/c Maus keine Anhaltspunkte für eine wirkungsvolle Abwehrreaktion gegenüber dem Tumor ergeben [12].

Die gegenwärtige Interpretation der mangelnden Immunogenizität von spontanen Tumoren ist die Annahme der gleichzeitigen Ausprägung von Suppressor- und Helfer-Zell aktivierenden Determinanten auf Tumorzellen. Unter dem Aspekt der in vivo Dominanz von Suppressor-Determinanten muß die vermeintlich fehlende Antigenizität von Spontantumoren neu gesehen werden. Im folgenden soll über die in der Literatur vorhandenen Daten [6, 8, 19] hinaus ein Beispiel für die Koexistenz von heterofunktionellen Determinanten auf Tumorzellen gegeben werden. Eine in Kultur entstandene Variante des ADJ-PC-5 Plasmozytoms (ADJ-PC-5-S) induziert in vitro keine zytotoxischen T-Zellen mehr. Sensibilisierung gegen den Ausgangstumor, der unter geeigneten Bedingungen sowohl T-Suppressor-Zellen als auch Hel-

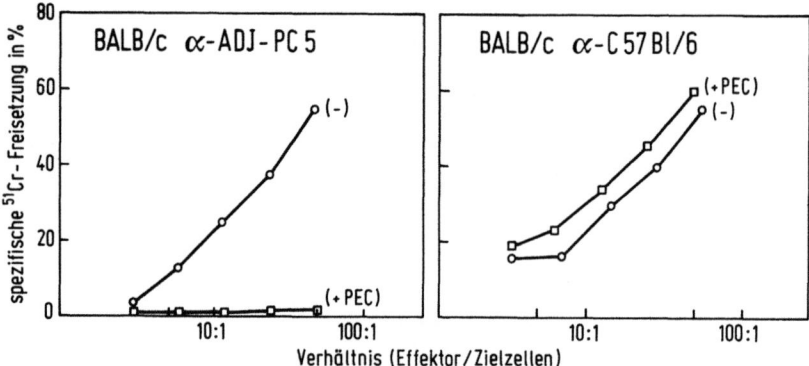

Abb. 3. Spezifität der Suppression 2×10^7 BALB/c Milzzellen werden in einer gemischten Lymphozyten-Kultur mit 2×10^6 (4000 R bestrahlten) ADJ-PC-5 (links) oder mit 1×10^7 (2000 R bestrahlten) allogenen C57B1/6 Milzzellen kultiviert (○). In Parallelansätzen werden jeweils 5×10^6 Peritonealexsudat-Zellen am Beginn der Kultur zugegeben (□). Am Tag 7 wird die zytotoxische Antwort der BALB/c anti ADJ-PC-5-Kultur gegen ADJ-PC-5 in einem 6-Stunden ^{51}Cr-Freisetzungstest gemessen. Als Zielzelle der BALB/c anti C57B1/6-Antwort wird das T-Zell-Lymphom der C57B1/6 Maus EL4 verwendet

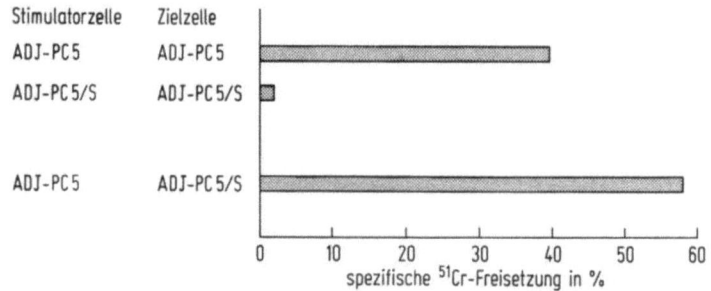

Abb. 4. Die Variante ADJ-PC-5-S induziert im Gegensatz zum Ausgangstumor ADJ-PC-5 in der primären MLTC keine zytotoxische Antwort. Das Plasmozytom ADJ-PC-5 wird durch serielle Passage in Petrischalen in vitro gehalten. ADJ-PC-5-S ist eine spontan entstandene Variante. Testet man die Fähigkeit von ADJ-PC-5 und ADJ-PC-5-S in einer primären 7-Tage-MLTC eine zytotoxische T-Zell-Antwort zu induzieren, dann erhält man mit dem Ausgangstumor ADJ-PC-5 eine starke zytotoxische Antwort (E:T, 20:1), mit der Variante ADJ-PC-5-S dagegen keine zytotoxische Antwort (E:T, 10:1). Verwendet man die Variante ADJ-PC-5-S als Zielzelle in der BALB/c anti ADJ-PC-5 Antwort, so zeigt sich, daß die Variante ADJ-PC-5-S noch von zytotoxischen T-Zellen erkannt und lysiert wird

fer- und zytotoxische Zellen induziert, löst dagegen eine zytotoxische Antwort sowohl gegen den Ausgangstumor als auch gegen ADJ-PC-5-S aus (Abb. 4). Dies bedeutet, daß die Helfer-Zell aktivierende Determinante auf ADJ-PC-5-S Zellen verloren gegangen sein muß und zeigt gleichzeitig, daß die Helfer-Determinante verschieden von der Determinante ist, die die zytotoxischen T-Zellen erkennen. Zelluläre Wechselwirkungen sind demnach komplex. Es ist zu vermuten, daß auch bei der spontanen Tumorgenese Varianten selektioniert werden, die Helfer-Zell-Determinanten verloren haben.

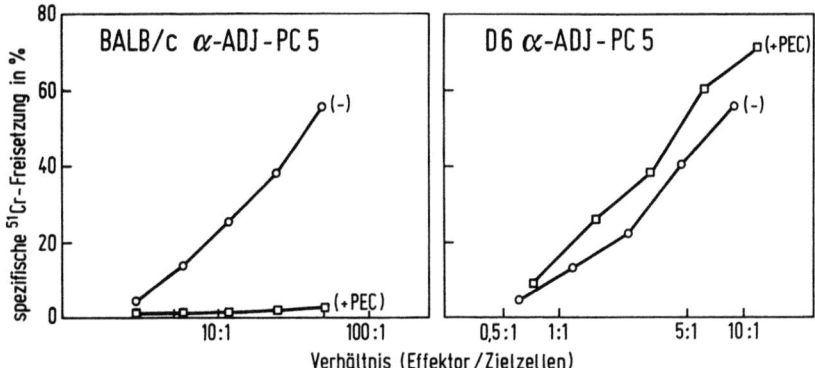

Abb. 5. Zytotoxische T-Zell-Klone unterliegen nicht mehr der Suppression. Peritonealexsudat-Zellen (PEC) entsprechend der Gruppe I in Abb. 1 und 2 sind in der Lage, die Induktion einer primären zytotoxischen T-Zell-Antwort zu unterdrücken (links). Sie können jedoch nicht die zytotoxische Aktivität des ADJ-PC-5-spezifischen zytotoxischen T-Zell-Klons D6 (s. Abb. 4) beeinflussen (6-Stunden ^{51}Cr-Freisetzungstest, Verhältnis PEC: D6 Zellen 1:1)

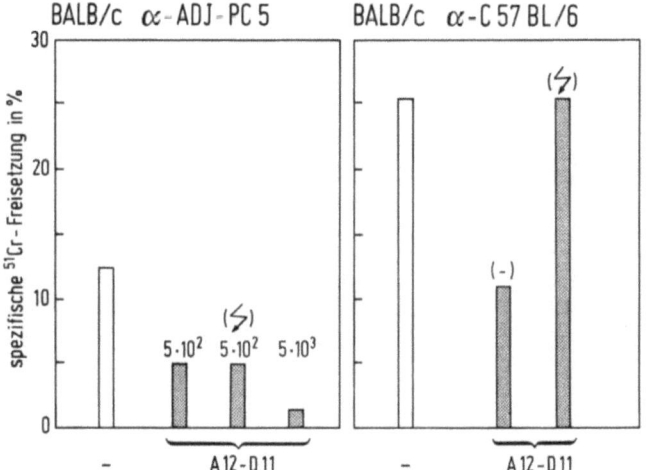

Abb. 6. Der T-Suppressor-Klon A12-D11 supprimiert spezifisch eine primäre BALB/c anti ADJ-PC-5 Antwort. Auf Mikrotiterplatten werden unterschiedliche Zellzahlen des Suppressor-T-Zell-Klons A12-D11 (2000 R bestrahlt oder unbestrahlt) zu einer Primärkultur von 8×10^5 BALB/c Milzzellen und 8×10^3 (4000 R bestrahlten) ADJ-PC-5 Zellen gegeben (links). Am Tag 7 wird die zytotoxische Aktivität gegen ADJ-PC-5 getestet. Die zytotoxische Aktivität gegen ADJ-PC-5 wird durch den Klon A12-D11 in Abhängigkeit von der Zellzahl supprimiert. Die Bestrahlung der Klonzellen mit 2000 R, die diese an der Proliferation hindert und damit ein „Wegfangen" von TCGF (T-Zell-Wachstumsfaktor, der während der Primärkultur von T-Helfer-Zellen produziert wird und für eine zytotoxische T-Zell-Antwort notwendig ist) weitgehend vermeidet, hat keinen Einfluß auf den suppressiven Effekt. Der unspezifische suppressive Effekt auf eine BALB/c anti C57Bl/6 Antwort wird durch Bestrahlung der Klonzellen dagegen aufgehoben (rechts; entsprechend der Gruppe 5×10^3 Klonzellen, links)

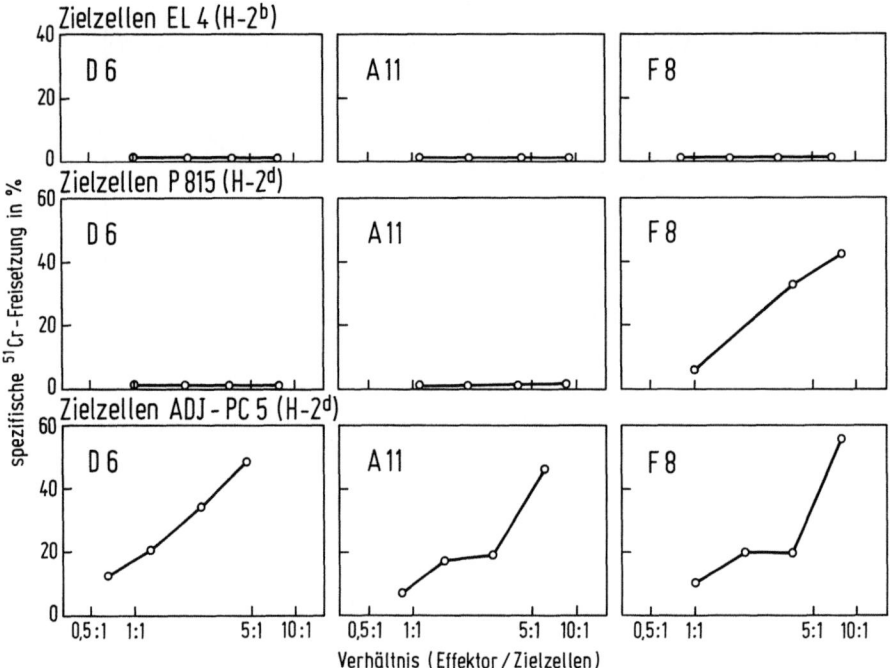

Abb. 7. Spezifitätsmuster ADJ-PC-5 spezifischer zytotoxischer T-Zell-Klone. Zytotoxische T-Zell-Klone wurden aus einer Primärkultur BALB/c anti ADJ-PC-5 isoliert. 2×10^7 BALB/c Milzzellen wurden mit 2×10^6 (4000 R bestrahlten) ADJ-PC-5 Zellen in Gewebekulturflaschen für 7 Tage inkubiert. Nach 7 Tagen wurden die Zellen geerntet, ein Teil auf zytotoxische Aktivität gegen ADJ-PC-5 getestet, und 2×10^6 Zellen mit 1×10^7 (2000 R bestrahlten) BALB/c Milzzellen und 1×10^6 (4000 R bestrahlten) ADJ-PC-5 Zellen restimuliert. Nach weiteren 7 Tagen wurden die Zellen erneut geerntet, auf zytotoxische Aktivität gegen ADJ-PC-5 getestet und wie beschrieben restimuliert. Sie erhielten jetzt zusätzlich 5% TCGF (verwendet wurden Überstände Concanavalin-A-aktivierter Rattenmilzzellen). Nach weiteren 7 Tagen wurden die Zellen geerntet, ein Teil kloniert und die restlichen Zellen restimuliert und evtl. zu einem späteren Zeitpunkt erneut kloniert. Die Klonierung erfolgte durch Ausverdünnen auf Mikrotiterplatten. 1 Zelle/Loch wurde zusammen mit 1×10^6 (2000 R bestrahlten) „Feeder"-Zellen und 5% TCGF ausgesät. „Positive" Klone waren nach 10–14 Tagen erkennbar, sie wurden etwa 7 Tage später geerntet und in 50 ml Gewebekulturflaschen expandiert und anschließend gegen verschiedene Tumor-Zielzellen getestet: ADJ-PC-5 ($H-2^d$), P815 ($H-2^d$), EL4 ($H-2^b$). Die Klone D6 und A11 lysieren spezifische ADJ-PC-5 Zellen. Der Klon F8 zeigt eine Kreuzreaktivität gegenüber P815

Nach dem oben gesagten ist zu erwarten, daß ein Tumorträger aktivierte tumorspezifische T-Suppressor-Zellen besitzt. Demnach stellt sich die Frage, ob in vitro sensibilisierte spezifische zytotoxische T-Zellen noch supprimierbar sind. Eine Therapie wäre nämlich nur dann sinnvoll, wenn aktivierte zytotoxische Effektorzellen nach der Reinjektion in einen Patienten keiner Suppression mehr unterlägen. Unser experimenteller Ansatz war, T-Suppressor-Zellen aus tumortragenden Tieren daraufhin zu testen, ob sie zytotoxische T-Zellen, die in vitro gegen diesen Tumor sensibilisiert waren, noch beeinflussen können. Abbildung 5 zeigt, daß in vitro aktivierte zytotoxische T-Zellen nicht mehr supprimiert werden können. Der Mechanismus

vermutlich analysieren, da im ADJ-PC-5-System ein tumorzell-spezifischer T-Suppressor-Klon isoliert werden konnte, der nur die Induktion zytotoxischer T-Zellen inhibiert, aber einmal aktivierte T-Effektorzellen nicht mehr beeinflußt (Abb. 6).

Obige Ergebnisse lassen unter funktionellen Gesichtspunkten eine immuntherapeutische Anwendung von tumorspezifischen zytotoxischen T-Zell-Klonen prinzipiell möglich erscheinen. Solche spezifischen zytotoxischen T-Zell-Klone lassen sich auch von Tumorträgern isolieren und in vitro vermehren. Ein Beispiel für die Spezifität von zytotoxischen T-Zell-Klonen ist in Abb. 7 wiedergegeben. Da in vivo Tumoren im allgemeinen heterogen sind [20], müßte man bei Verwendung von Klonen an den simultanen Einsatz mehrerer Klone mit unterschiedlichen Antigen-Spezifitäten denken oder sollte die Verwendung heterogener Populationen zytotoxischer T-Lymphozyten ins Auge fassen. Partiell begegnet ein solcher Ansatz der Gefahr der Immunselektion von Tumorvarianten [2], ungeklärt ist, ob auch in ausreichendem Maße.

Während zytotoxische T-Zellen somit grundsätzlich immuntherapeutisch verwendbar sind, stellt sich die Frage, ob und gegebenenfalls welche Vorteile sich dabei gegenüber der Anwendung monoklonaler Antikörper ergeben. Die Notwendigkeit autologer Gewinnung der T-Zellen und das zumindest zur Zeit noch schwer kontrollierbare „Homing"-Problem müssen als schwerwiegende Nachteile angesehen werden. Andererseits bereitet aber auch der Einsatz von monoklonalen Antikörpern Schwierigkeiten; da diese offensichtlich, mit unklarem therapeutischem Erfolg, in hohen Dosen verwendet wurden [14]. Hier sind aber sicherlich Verbesserungen zu erwarten, sobald Antikörper als Träger für Toxine verwendet werden können. Bei Verwendung zytotoxischer T-Zellen könnte man annehmen, daß gegenüber Antikörpern ein besserer Langzeiteffekt zu erreichen ist.

Grundsätzlich ist für eine Immuntherapie eine vorhergehende Reduktion der Tumormasse zu fordern, sei dies durch Operation, Chemo- oder Strahlen-Therapie. Schwerpunkt und möglicherweise Stärke einer Immuntherapie liegen in der Verringerung der Belastung durch restliche Tumorzellen und in der Verhinderung von Metastasen.

Der knappe Überblick konnte nur einige Gesichtspunkte berücksichtigen. Auch wenn sich grundsätzlich Möglichkeiten einer erfolgreichen Immuntherapie abzeichnen, so sind doch noch beträchtliche experimentelle Vorarbeiten zu leisten, um geeignete Strategien einer Tumor-Immuntherapie mit autologen T-Lymphozyten, allein, oder in Kombination mit tumorspezifischen Antikörpern, entwickeln zu können.

Die eigenen Untersuchungen wurden durch die Stiftung Volkswagenwerk (11 2851) und die Deutsche Forschungsgemeinschaft (Ko 379/13) unterstützt.

Literatur

1. Berendt MJ, North RJ (1980) T-cell-mediated suppression of anti-tumor immunity. J exp Med 151:69–80
2. Bosslet K, Schirrmacher V (1981) Escape of metastasizing clonal tumor cell variants from tumor-specific cytolytic T lymphocytes, J exp Med 154:557–562

3. Brooks CG, Urdal DL, Henney CS (1983) Lymphokine-driven "Differentiation" of cytotoxic-T-cell clones into cells with NK-like specificity: Correlations with display of membrane macromolecules. Immunol Rev 72:43–72
4. Cihak J, Ziegler HW, Kölsch E (1981) Regulation of immune responses against the syngeneic ADJ-PC-5 plasmocytoma in BALB/c mice. Immunology 43:133–152
5. Dailey MO, Fathman CG, Butcher EC, Pillemer E, Weissman I (1982) Abnormal migration of T lymphocyte clones. J Immunol 128:2134–2136
6. Devens B, Deutsch O, Avraham Y, Naor D (1981) Immune response to weakly immunogenic virally induced tumors IX. Mice injected with the in vitro variant of YAC tumor (YAC-1) resist lethal doses of the tumorigenic YAC cells. Immunobiol 159:432–443
7. Fefer A, Goldstein AL (eds) (1982) The potential role of T cells in cancer therapy. Raven Press, New York
8. Frost P, Prete P, Kerbel R (1982) Abrogation of the in vitro generation of the cytotoxic T-cell response to a murine tumor: the role of suppressor cells. Int J Cancer 30:211–217
9. Fujimoto S, Greene MI, Sehon AH (1976) Regulation of the immune response to tumor antigens. J Immunol 116:791–806
10. Fujimoto S, Matsuzawa T, Nakagawa K, Tada T (1978) Cellular interaction between cytotoxic and suppressor T cells against syngeneic tumors in the mouse. Cell Immunol 38:378
11. Haubeck H-D, Kölsch E (1982) Regulation of immune responses against the syngeneic ADJ-PC-5 plasmacytoma in BALB/c mice. Immunology 47:503–510
12. Hentschel R, Kölsch E (1983) Analysis of the growth characteristics of a primary BALB/c IgG plasmacytoma. Int J Cancer 31:749–756
13. Hewitt HB, Blake ER, Walder AS (1976) A critique of the evidence for active host defense against cancer, based on personal studies of 27 murine tumors of spontaneous origin. Brit J Cancer 33:241–259
14. Levy R, Miller RA, Maloney DG, McKillop J (1981) In vivo effects of murine hybridoma monoclonal antibody in a patient with T-cell leukemia. Blood 58:78–86
15. Lotze MT, Line BR, Mathisen DJ, Rosenberg SA (1980) The in vivo distribution of autologous human and murine lymphoid cells grown in T cell growth factor (TCGF): Implications for the adoptive immuno-therapy of tumors. J Immunol 125:1487–1493
16. Mills CD, North RJ (1983) Expression of passively transferred immunity against an established tumor depends on generation of cytolytic T cells in recipient: Inhibition by suppressor T cells. J exp Med 157:1448–1460
17. Möller G (ed) (1981) T cell clones. Immunol Rev 54:1–266
18. Nabholz M, MacDonald HR (1983) Cytolytic T lymphocytes. Ann Rev Immunol 1:273–306
19. Naor D, Klein B, Sharon R (1982) Coexistence of immunogenic and dominant suppressogenic epitopes in nonimmunogenic tumor cells. Immunobiol 163:260
20. Owens AH, Coffey SD, Baylin SB (Eds) (1982) Tumor Cell Heterogeneity (Bristol Myers Cancer Symposia). Academic Press, New York, Vol. 4
21. Smith KA, Rusceletti FW (1981) T cell growth factor and the culture of cloned functional T cells. Adv Immunol 31:137–175

Sachverzeichnis – Subject Index

A

Akut-Phasen-Protein 14
Alpha$_1$-Glykoprotein AGP$_M$ 13–23
– Absorptionsspektrum 17
– Chromophor-Gehalt 15–17
– Lymphozyten-Stimulation 21
– Mitogenität 22
– Molekulargewichts-Formen 20
– als Tumormarker 22
Anemia, aplastic 2
Anisozytose 59
Antigene, onkofötale 91
Antikörpermangel-Syndrom 36, 38
Autoimmunerkrankungen 27–30

B

Bacterial infection, active 8
Blasten
– Immuntherapie 81–86
Bone marrow transplantation, allogeneic 2
B-Zelldifferenzierung, Störungen 31–39

C

Colony stimulating activity (CSA) 2
Corynebacterium parvum, Immunstimulation 75–79

E

E-receptor antigen 8
Erythema nodosum 21

G

Gamma-interferon 7
Gedächtnis, immunologisches 25
Graft rejection, allogeneic 9
Graft-versus-Host-Reaktion 93
Granulocyte macrophage 1–11
– colony formation (CFU-GM) 1–11
– inhibitory pattern 6–7, 8

H

Hämatopoese 2, 10, 53
Hämoblastosen 25, 28
Histokompatibilitätsantigene 25

I

Immundefekte 36
Immunglobulin-Synthese, gestörte 31
Immunität, unspezifische 41
Immunosuppression 28
Immunperoxidasemethode 65
Immunprofil 41–42
Immuntherapie 81–86, 93–100
Immunüberwachung 29
Indomethacin 9
Interleukin 8
Isoferritin, acidic 9

K

Killerzell (NK)-Aktivität, natürliche 1–11, 25–30
Knochenmarktoxizität 29

L

Large granular lymphocytes (LGL) 25–30
Leukämie 2, 14
– akute 87–92
– akute lymphatische 56
– akute myeloische 81–86
– chronische lymphatische 32, 35, 36, 38
– Immuntherapie 87–92
– myeloische 56
– Oberflächenantigene 87–92
Leukopenie 27
Liquor
– Immunzytologie 53–63
Liquorpleocytose 59
Liquorzelluntersuchung 53–63
Lymphom
– centroblastisch-centrocytisch 43
– centrocytisch 43
– lymphocytisch 43
– lymphoplasmoid 43
– malignes 25, 28

M

Mammakarzinom, metastasierendes 75–79
Markeruntersuchungen, immunologische 65

Meningitis 53, 58
Morbus Boeck 21
Morbus Hodgkin (MH) 31, 32, 33, 38
– Oberflächenmerkmale 34
Multiple Sklerose 53
Multiples Myelom 47–52
Myeloma colony forming units 47–52
Myelopoesis 2
– inhibition 8

N

Neuraminidase-Behandlung 89, 91
Non-Hodgkin-Lymphome 31, 32, 38, 58
– Defekte 25
– Immunstatus 41–45
– Kieler Klassifikation 42

P

Pancytopenie 17, 59
Plasmozytom 37, 94
Pleozytose, reaktive 53
Pokeweed Mitogen (PWM) 31
Polychemotherapie 25–30
Präleukämie 15, 17
Prostaglandine 9
Pteridin 13–23

R

Retikulosarkom 59

S

Suppressor activity, induction of 7–8
Systemerkrankungen, lymphatische 31–39

T

T cell clones 2–3
T cell populations, activated 8–10
Therapie, immunsuppressive 27
Tumor-Host-Beziehung 87
Tumormarker 14
Tumorspezifität 13–23
Tumorzellen, Markierung 65–73
T-Zellen
– Oberflächenidiotypen 25
T-Zellen, zytotoxische 93–100

V

Virus infections 2, 8

Z

Zytotoxizität, spontane 27

MIX
Papier aus verantwortungsvollen Quellen
Paper from responsible sources
FSC® C105338

If you have any concerns about our products,
you can contact us on
ProductSafety@springernature.com

In case Publisher is established outside the EU,
the EU authorized representative is:
**Springer Nature Customer Service Center GmbH
Europaplatz 3, 69115 Heidelberg, Germany**

Printed by Libri Plureos GmbH
in Hamburg, Germany